死ぬまで
健康で
いられる
5つの習慣

菅原脳神経外科クリニック院長
菅原道仁
sugawara michihito

講談社

はじめに
「未来予想図」をバラ色に変えよう！

私には、あなたの「健康未来予想図」が見えます。

今のような生活を続けていたら、どのように外見がくずれ、どのような健康トラブルが起き、どのような人生の結末を迎えるかを。

そして、それを防ぐ方法も知っています。

あなたはご自身の「余命」（これから先、残っている命）を考えたことはありますか？

日本人の平均寿命は男性80歳、女性86歳（２０１３年）です。いま40歳なら、「まだ40年（46年）もある」と、ホッとするところでしょう。

しかし、0～39歳までの時間と、成熟のピークを過ぎた40～80歳（86歳）の時間はまったく別のもの。人生後半は、ゆるやかに身体機能が低下したり、それまでの悪い生活習慣の結果が表れたり、とまどうことが多くなるでしょう。時間の経過もどんどん速く感じます。

その一方、経済的にも精神的にも余裕が出てくるので、人生の楽しみはこれからだ！　とワクワクする年齢でもありますね。

そんな矢先、もし病気で不自由な体になったとしたら？

多くの人の理想は、病気に苦しむことなく90歳を過ぎても元気で、ある日突然「ピンピンコロリ」と亡くなりたいでしょう。しかし、現実はどうでしょうか？

「**健康寿命**」という言葉を聞いたことがありますか？

健康寿命とは、**日常的に介護を必要としないで、自立した生活ができる生存期間**のことです。

日本人の平均寿命と健康寿命の差は、なんと男性9年、女性13年（左図参照）。男

「平均寿命」の長い日本人、しかし「健康寿命」は意外と短いのです

死ぬ直前まで健康で、ピンピンコロリと死ねるのが理想的ですが、日本人は平均的に10年前後も不健康な期間が続くのです。

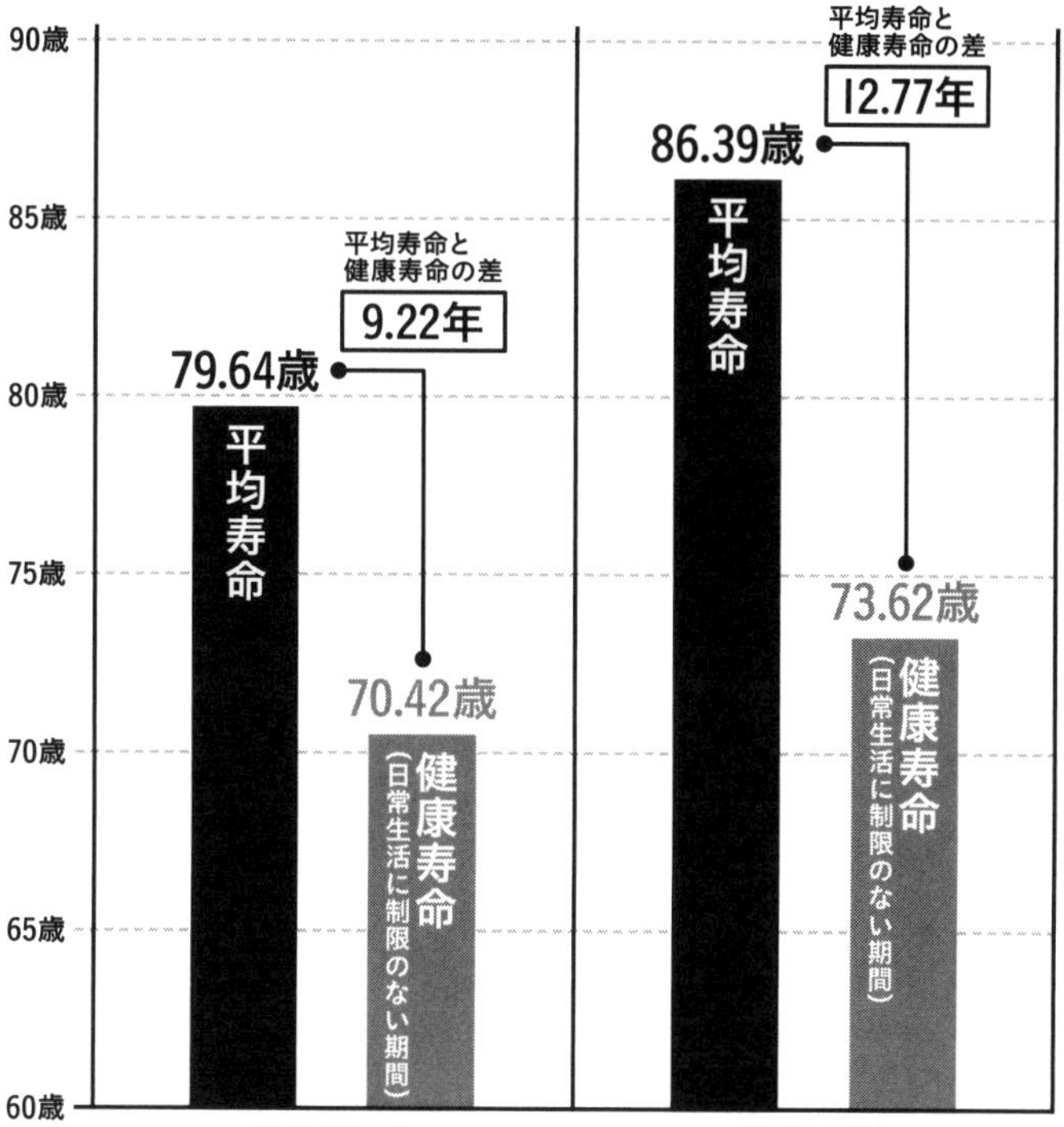

平均寿命と健康寿命の差
（出典:厚生労働省「次期国民健康づくり運動プラン策定専門委員会報告」（2012年）

女ともに不健康な期間が10年前後も続き、医療費や介護費用もかかり続けることになります。日本は世界でトップクラスの長寿国ですが、健康寿命との差もトップクラスなのです。長寿なのに、不健康な人が多い。

ちょっと怖いことを言うようですが、これが現実です。

しかし、世の中には90歳を過ぎても、大病もせず、足腰が丈夫で、元気で若々しい人はいます。

そのような人たちのライフスタイルとは、いったいどのようなものなのか?

私にはわかります。

健康とは、人生を主体的に生きるツール

1997年春、杏林大学医学部を卒業した私は、初期研修先に国立国際医療センター(現・国立国際医療研究センター)の脳神経外科を選びました。

２０００年からは、脳神経外科専門の救急病院である北原国際病院で常勤医として働き、一日に１００人を超える患者さんを診察したこともあります。

救急病院には、脳梗塞や脳卒中、くも膜下出血などの病気で、毎日多くの患者さんが搬送されてきます。そこでは、昨日まで普通に生活していた人々の命が、目の前で消えていきました。一命を取り留めても、重い後遺症と一生付き合い続ける例は少なくありません。

多くの患者さんのご家族に話を聞くと、高血圧による脳梗塞などの可能性を健康診断で指摘されていたにもかかわらず、何の対策も施さず、その結果、発症して運ばれてくる人が圧倒的に多いのです。

そのような現場に、長年身を置いた私は、「手遅れになってからでは遅い。元気なうちから意識を変えて、一生健康でいられる生活習慣を身に付けてほしい」と強く願うようになりました。

健康とは、「人生を主体的に生きるツール」です。

そのことを、直接患者さんに伝えたい想いから、２０１５年6月、患者さんの生き方に合わせた診療ができて、一人ひとりの命と向き合う、菅原脳神経外科クリニックを開院します。

巷《ちまた》には、たくさんの健康法があふれていますが、私は**流行《はやり》の健康法に振り回されることなく、まずは自分らしい人生の目的を明確にして、自分らしい健康法を見つけることが一番**だと感じています。

なぜなら、人によって、どのような人生を望むかは異なっているからです。

たくさんの患者さんと接する中で気づいたことは、死ぬまで健康でいられるためには、次の5つの習慣が大事だということです。

まず1つめは「**ワクワクする人生の目的をもつ**」こと。目的がなければ、どんな習慣も続きません。目的があれば、生活習慣を改善する「やる気」をキープできたり、何を優先すべきかが見えてきます。

2つめは、「**頭の中の健康スイッチを入れる**」こと。人は、健康を意識したその瞬

死ぬまで健康でいられる5つの習慣

**長生きするだけの健康法はもうおしまい。
残りの人生を豊かに生きることが基本です。**

習慣1
ワクワクする
人生の目的をもつ

習慣2
頭の中の
健康スイッチを
入れる

習慣3
容姿に
気を配る

習慣4
小さい不調も
放置しない

習慣5
死に至る病気を
予想する

間から、健康になれるのです。今日から、日々の習慣の一つひとつを見直し、悪習慣は取り除き、良い習慣をキープしたり、取り入れようという気持ちをもつだけで、残りの人生は大きく変わります。

3つめは、「**容姿に気を配る**」こと。おしゃれを楽しんだり、太り過ぎないような生活習慣や体の内側からのケアを心がけている「容姿管理」をする人は、長生きです。

4つめは、「**小さい不調も放置しない**」こと。メタボや不眠症、不定愁訴は大病につながります。また、ストレスも放置してはいけません。

5つめは、「**死に至る病気を予想する**」こと。自分の体質や遺伝的要素、生活習慣から病気を予想し、予防することです。また、寝たきりの原因となる血管の病気を予防したり、骨折しない生活を心がけをすることです。

この本では、「死ぬまで健康でいられる5つの習慣」の中身をご紹介しますが、どれもこれもやらなくていいのです。

まず、**「この悪い習慣を続けていたら、この先病気になりそうだ」というところからはじめてみましょう。**

そして、「未来予想図」をバラ色に変えようという気持ちでおこなってみましょう。

医者に「健康管理をしなさい」と言われても、いまひとつ何からはじめてよいかわからないという人にも理解していただけるよう、この本では平易な言葉でお伝えしたいと思います。

たった一度の人生、病を患うことなく、最後まで思い通りに生きたいと思いませんか？　取り組みをはじめるのは、何歳からでも遅くはありません。

はじめたその日から少しずつ、確実に体は変わります。

死ぬまで健康でいられる5つの習慣　目次

習慣1

ワクワクする人生の目的をもつ

習慣2

頭の中の健康スイッチを入れる

習慣3
容姿に気を配る

習慣4

小さい不調も放置しない

習慣5

死に至る病気を予想する

習慣1

ワクワクする人生の目的をもつ

健康に気をつけて転ばぬ先の杖をつく。しかし、「転ばぬ先の杖」があっても、人生に目的がないと道に迷ってしまいます。健康そのものが目的になっては、人生おもしろくありません。本当に大事なことは、その杖をついて、自分がどこに向かうか？　です。いつまでも人生を楽しむために、まずは人生の目的をもちましょう。

《今日から何をすればいいのか？》

「死」について、元気なうちから向き合う

人は、自分の余命を「どう生きるか」と考えたときに、はじめて「いつまでも健体でいたい」とイメージすることができるようになります。

たとえば、ハリウッド女優アンジェリーナ・ジョリーさんは、そのいい例です。彼女が２０１３年に両乳房切除後、乳房の再建手術を受けたことは、世界中で大きな話題となりました。

自らすすんで受けた遺伝子検査で、将来乳癌になるリスクが87パーセントもあると

いう結果を知り、まだなっていない病気のために、この決断に踏み切ったと言います。さらに、2015年には、卵巣癌になる確率が50パーセントと指摘されたのを受けて、卵巣と卵管を摘出しました。

アンジェリーナさんのような例は極端ですが、**大切なのは個人が「どんな人生を歩みたいか」という目的意識をもつこと**です。

究極的には「死」について、しっかりと元気なうちから向き合い、未来像を想像し、最終目的地を意識しつつ、主体的に命をデザインすることです。

すなわち、人生の目的＝「ビジョン」を明確にすることです。

アンジェリーナさんも、きっと子どもたちの成長を見守りたいという想いや社会貢献活動など、人生の目的があるからこそ命を主体的にデザインしているのでしょう。

私たちも、やみくもに健康管理をするのではなく、自分に起こりそうな病気を予想し、そこに人生の目的を設定して、予防していけばいいのです。

脳神経外科医である私が「人生の目的」などと、おかしなことを言うと思われる人もいるでしょう。

けれど、救急外来で「人生を楽しみ尽くすことなく不自由な体」になられた患者さんを診てきた医師だからこそ、みなさんに、**手遅れになる前に「人生をどう生きるか」を真剣に考えていただきたい**のです。

「今日という日は、残りの人生の最初の一日」

これは、映画『アメリカン・ビューティー』の主人公のセリフです。

私は毎朝、この言葉を頭に思い浮かべます。

私にも人生の目的があります。

目的があるからこそ、今日からはじまる残りの人生を健康でいたいと願うのです。

《長生きするだけの健康法は、もうおしまい》

「人生の目的」を明確にする

そもそも病気になると、なぜ困るのでしょう？

体調面や金銭面など困ることはいろいろありますが、一番大きな問題は「やりたいことができなくなる」ことではないでしょうか。

「生きているうちに、これだけはやりたい」という夢は、誰にでもあると思います。

たとえば、

「世界中のすばらしい景色を見たい」

「夫婦で日本中のおいしいものを食べ歩きたい」

「心から愛せる人に出会って、人生を共にしたい」

「なんとしても、孫の顔が見たい」

などなど。

目的はきっと様々で、それこそ人の数だけあるでしょう。そして、一人ひとりが、いくつもの目的をもっていると思います。人生とは、そうした目的を実現するためにあるのだと思います。そう、人間は楽しむために生きているのです。

この本で、**あなたに一番最初におこなってほしいことは、自分の「人生の目的」を明確にすること**です。

ちなみに私の人生の目的は、最先端のＩＴ技術を導入したクリニックを開業し、さらに気候の良いアメリカ西海岸などに移住して、ゴルフや執筆をしながら過ごすことです。

ですが、病気になると、肉体的・精神的な辛さや、病気治療などに関する経済的な負担から、「生きているうちに、これだけはやりたい」と思っていたことができなくなります。

あなたの「人生の目的」はなんですか？　その目的を叶えるために、優先的に避けたいのはどんな病気ですか？

「旅行をしたい」という人であれば、動けなくなる病気を優先的に予防すればいいでしょう。

「一生、大好きな仕事を続けたい」なら、脳の健康にも気を配ればいいでしょう。

ただ長生きするだけでは、充実した人生を歩んでいるとはいえません。

私の大好きな言葉に、

「幸せはゴールではなく、満足に生きた人生の副産物」

（アナ・エレノア・ルーズベルト／アメリカ合衆国第32代大統領フランクリン・ルーズベルト夫人）

というものがあります。人は、自分の望みを叶えながら満足して生きることで、はじめて充実した幸せな人生を送れるのです。

望む人生をイメージできれば、健康は与えられるものではなく、つくりあげるものだとわかるはずです。

《目的づくりのポイント》

「人生の目的」はワクワクすることが大事

自分の人生の目的が明確になると、健康への意識が高まります。

そして、「人生の目的」は、ワクワクするくらい、気持ちが高揚することが大事です。

たとえば、あなたの目的が、

「世界遺産をすべて見たい！」

というものであれば、今日から自分の足で元気に移動ができなくなる病気（脳梗塞や骨折など）を予防するために、少し歩く距離を増やしたらいいでしょう。

あるいは、

「どうしても孫の成長を見届けたい」

というのであれば、長生きを妨げる病気（家系に出やすい心臓病や癌など）を予防すればいいでしょう。

「いつまでも異性にとって魅力的な自分でいたい」

なら、食生活に注意して、食べすぎないよう注意したり、シミ・ソバカスを防ぐために日焼けをしないように注意したりすればよいのです。

どんな人生を選択するかで、予防すべき病気が決まってきます。

ただし「健康のために」と、まるで義務のように目的をつくるのは御法度です。

さて次に、人生の目的＝ビジョンを実現可能なものにするために、意識するべきポイントをお話ししましょう。

次のページの4項目について意識してください。

①ビジョンは「わかりやすく」

ビジョンは具体的であることが重要です。「健康になりたい」「長生きしたい」というビジョンでは漠然としすぎています。具体的なビジョンとは、達成したときに、私たちの五感（視覚・聴覚・嗅覚・触覚・味覚）のいずれかに基づいて実感できるものです。たとえば、「世界遺産を回って、歴史ある遺跡の空気を感じてみたい」とか、「日本各地の温泉めぐりをして、その土地の味覚を味わいたい」など。こうしたビジョンを掲げると、足腰を日ごろから鍛えておこうとなります。

②ビジョンは「自分のもの」か？

ビジョンは「自分」がコントロールできる、主体的なものである必要があります。

たとえば「夫が私のことをずっと愛してくれるために、いつまでも若く美しく」というのは、主体が「自分」ではなく「夫」です。夫が主体では、ビジョン達成が夫の存在に左右されることになるので、あなたの努力ではどうにもならないかもしれません。「おしゃれを楽しみたいから、いつまでも若く美しく」というのであれば、「自分」が主体なので、達成可能です。願望を叶える主体を「自分」にすることがコツです。

③ビジョンは「プラス」か？

ビジョンは肯定的なほうが望みは叶えやすくなります。「太りたくない、老けたくない」という否定的なマイナスのビジョンを掲げると、まず、中年太りした自分や、老けた自分をイメージしてからそれを打ち消す作業が必要になります。これでは最終的にどんな自分になりたいかというイメージがおぼろげになり、ビジョン達成が難しくなります。「すっきりした体型と、若さを維持したい」であれば、肯定的なプラスのビジョンです。

④ビジョンは人に迷惑をかけていないか

ビジョンを達成したときに、周りにどのような影響を与えるかを考えましょう。自分が健康でいきいきと過ごすことで、家族や友人たちとの関係も良好になれれば良いビジョンです。たとえば「健康のために休日のほとんどをジムで過ごして家族を悲しませる」とか、「付き合いが悪くなりすぎて友達をがっかりさせる」など、誰かに迷惑をかけるイメージが浮かぶようなら、良いビジョンではありません。この場合はジムで過ごす時間に「短時間」という制限をつければ、妻や友達と付き合う時間が取れるようになりますから、良いビジョンになります。

「わかりやすい・自分のもの・プラス・人に迷惑をかけない」の4つの項目を満たすビジョンが、良いビジョンです。

たとえば、あなたの思い描いたビジョンが「世界遺産を見て歩きたい」であれば、わかりやすい・自分のもの・プラスの3つはクリアしていますから、あとは人に迷惑をかけないかどうかを考えればよいことになります。

旅行することでさびしがる家族はいないか、家計に負担がかかりすぎないか、仕事仲間に迷惑をかけないか……などです。

ビジョンを達成したときを思い描き、**小学生の頃の遠足前日のようなワクワクとした高揚感を感じることができれば、そのビジョンはあなたにとって真に大切なものと言えるでしょう。**

さあ、あなたが、今日からの人生で「これだけはやりたいと思っていること」、もしくは「こんな自分でいたいという理想」を、次のページに書き出してください。

ビジョンはいくつあってもかまいません。

まずは思いつくまま、箇条書きにしてみましょう。

「やりたいことがたくさんありすぎて、これでは足りない」

という方は、別紙を用意して書き出してください。

残りの人生でやりたいこと、
なりたい自分像を書き出そう！

思い浮かべたときの、
どきどきワクワクする高揚感が大事です！

《ビジョンを達成するためのヒント》

かかりやすい病気を予想すれば生活習慣を大幅に変えなくていい

人生の目的を立てたからには、死に至るような病気は避けたいものです。しかし、日々の生活を見直して健康を心がけていても、遺伝的な原因も含む癌や血管の病気など、避けられない病気に遭遇することもあります。

遺伝的な病気の有無を調べる遺伝子検査の精度については、まだまだ賛否がありますが、家族や血のつながりのある親族に癌や血管の病気の罹患者がいたら、一度検査してみてもよいかもしれません。遺伝子検査を受けなくても、親や親族の病歴を振り返るだけでも、自分がどのタイプなのか、だいたいの予想はできるものです。

しかし、人生にはあまりにも不確定要素が多すぎるため、すべての病気を正確に予想し、予防することは極めて困難です。

すべてを予想できないのであれば、どのような病気を優先して予想すればいいのでしょうか？　それは、**死に直結する病気を予想し、予防することが大事**なのです。

そのためにはどうしたらよいか？　禅問答のようですが、死ぬような病気とは何かを知ることが重要なのです。

予防すべきは「癌」「血管の病気」「骨折」

私たち日本人は、どんな病気で亡くなることが多いのでしょう？

厚生労働省のデータ（２０１４年）では、日本では、一年間に１２６万９０００人が亡くなっています。死因のトップ４は、次のような病気でした。

1位：癌（一年間で約37万人が死亡）
2位：心筋梗塞などの心臓の病気（一年間で19万6000人が死亡）
3位：肺炎（一年間で11万8000人死亡）
4位：脳梗塞、くも膜下出血などの脳の病気（一年間で約11万3000人死亡）

この4つの病気が、私たちの死因の6割以上を占めます。


1位の癌は、定期的に健康診断を受け、早期発見・早期治療が大事です。

2位の心臓の病気と4位の脳の病気は、ともに血管の病気です。心臓の血管が詰まれば心筋梗塞という病気ですし、脳の血管が詰まれば脳梗塞です。

3位の肺炎はどうでしょう？　肺炎になる人のほとんどは、元気に活動している高齢者ではなく、寝たきり生活をしている高齢者です。ということは、寝たきりになるような生活をしなければ肺炎にはほとんどなりません。

では、どうして寝たきりになるのでしょうか？　**我々が寝たきりになってしまう病**

気の第1位は、脳の血管の病気です。ということは、脳の血管の病気を予防すれば、肺炎にもならないということになります。

ちなみに、**寝たきりの原因の第2位は骨折です。若いうちからでも怪我には十分気をつけなくてはなりません**。

老若男女ともに、転倒が多い場所は意外にも自宅です。階段、風呂場など、日ごろから十分気をつけてください。

また、過度な運動や、逆に運動不足などでも膝や腰を痛めることが多々ありますので、十分注意をしてください。

以上から、日本人が予防すべき病気は、「癌」と「血管の病気」、そして「骨折」、この3つに絞られることがわかっていただけると思います。

「予防」する前に「予想」しよう

日本では、2008年に「メタボ検診」がはじまり、集団に対して「予防医学」を促す政策がはじまっています。ところが、なかなか自分のこととは思えず、実際に健康予防策をとっている人は4人に1人しかいないのが現状です。

なぜ「予防医学」だと、自分のこととは思えないのでしょう。乳癌を例に挙げると、集団に対して行われる予防医学の場合は、「男性よりも乳癌になりやすい女性は、全員乳房を予防的に切除しましょう」という理屈になります。ですが、このような考え方には違和感があります。

一方、前述したアンジェリーナ・ジョリーさんが実施したのは、予防医学の先を行く、「予想医学®」。

「女性の中でも、とくに乳癌になりやすい人がいるならば、その人は予防的に切除しましょう」というのが、個人の未来を予想する「予想医学」なのです。これが、自分らしい健康法を見つけるということです。

たとえば、タバコを吸っていても肺癌になりにくい人がいるのは事実です（218ページ参照）。だとすると、自分が肺癌になりにくいタイプなら、苦労して禁煙する必要はないということになります（同席者のためには、禁煙すべきだとは思いますが）。

このように「予想医学」で、自分のなりやすい病気を予見することができるのであれば、医者の言うとおりに、甘いものを控えて、塩分も控えて、毎日運動して、早寝早起きして……というふうに、生活習慣を大幅に変えなくてもよいかもしれません。

そもそも、現代社会は誘惑が多いですから、あれもダメ、これもダメなんてとうてい無理な話。

「自分の健康の未来像はこうなる」とピタリと予想することは難しいですが、**家族や親族の病歴や、悪い生活習慣をリストアップしてみるだけでも、健康未来予想はできます。**

それができれば、すべての生活を優等生で生活しなくてもいいのです。

今すぐ、自分の病気を予想し、自分らしい健康法を見つけてください。

習慣2

頭の中の健康スイッチを入れる

食事や睡眠、歩き方や座り方など、毎日の生活の中で健康に悪そうな項目を点検してみましょう。私たちの健康寿命を縮める一番の原因は、生活習慣病（糖尿病、脳卒中、心臓病、脂質異常症、高血圧、肥満など）だからです。毎日の動作の一つひとつの中に潜む悪い習慣を見直して、健康スイッチをオンにしましょう。

《ワクワク暮らしていますか？》

マンネリ化は老化のはじまり

かつて「脳は加齢とともに衰えていく一方だ」と考えられてきました。

ところが、大人の脳どころか、お年寄りの脳でも、新しい神経細胞（新生ニューロン）が生まれていることが確認されたのです。

老化はしても、成長しつづけるのが私たちの脳のすごいところです。

ただ、何もしないでいたり、毎日同じことをしていても、新しい神経細胞は生まれません。脳のしなやかさを保つ新生ニューロンの増加と関わりが深いのは、θ《シータ》波という脳波です。

θ波は、「新しいことに興味をもって集中して取り組んでいるとき」に放出され、記憶力をつかさどる脳の海馬を活性化します。すると、新生ニューロンが活性化するのです。

つまり、**日々新しいことにチャレンジし、どきどき、ワクワクしながら人生を楽しむこと。これが脳を若返らせる秘訣**なのです。

ただ、人生が長くなってくると、いろいろなことが当たり前になり、新鮮味が薄れてきます。はじめて経験することが少なくなってくるせいです。そうして人生がマンネリ化すると、脳は衰えるばかりで、記憶力は一気に低下します。

ですから、今日から新しいチャレンジをしてみませんか？

たとえば、いつも聞かないジャンルの音楽に興味をもってみてはどうですか？　あるいは、いつもの散歩道を変えてみるとか、小さな変化でもいいのです。

この世の中には面白いこと、珍しいこと、ビックリすることが、まだまだたくさんあります。

たった一度の人生じゃないですか。自分の殻を破って、外に出ましょう！

《アタマを使っていますか？》

制限生活は脳トレになる

どうしても新しいチャレンジを思いつかないという人は、普段の生活にちょっとした制限を設けてみましょう。

あるテレビ番組で「1ヵ月1万円生活」「無人島0円生活」などの人気コーナーがありました。番組では、芸能人たちに「え、コレで生活できるの？」というような厳しい制限を課します。彼らは様々な工夫をこらしてやりくりし、それを視聴者が楽しむという構成です。

この「様々な工夫を発想する」ことが、脳を鍛えることにほかなりません。なんでもラクに手に入ってしまうと、脳は考えることをやめてしまいますが、制限があると工夫をするために前頭葉を活動させます。そして、目的を達成すると、脳内麻薬と言われるご褒美物質「ドーパミン」を出して気分を高揚させるのです。気分が高揚すると、また新たなチャレンジがしたくなります。このシステムを活用することが、脳力をアップさせるコツなのです。

たとえば、自家用車は使わずに路線バスを乗り継いで移動してみるなど、**脳と同時に体を使うのもポイント**です。

では、私がいつも行っている、手軽にできる脳のトレーニング方法をお教えしましょう。

制限散歩

日ごろからウォーキングを楽しんでいる人は、もうひと工夫をすると、さらに脳力がアップします。「30分以内で、どこまで行って帰ってこられるか」「季節の花を３種類見つけるまで戻らない」など、いつものウォーキングに新たなチャレンジを加えてみましょう。あるいは毎日のコースを変えてみるだけでも、新しいお店を発見したり、思わぬ近道を見つけたり、新たな発見があるはずです。この新たな発見が脳を刺激し、さらに脳力がアップします。そして、家に帰ったら、新しく見つけた場所を自分の地図帳に書き込み、場所を再確認することをおすすめします。

制限旅行

旅行は楽しいし、気分もリフレッシュされるので、趣味としている人も多いと思います。この旅行も、ちょっと制限をかけることによって、脳トレになります。たとえば、一泊二日の旅を旅費3万円と上限を決めて旅行計画を立ててみましょう。そうすれば、宿泊場所、食事、交通手段を工夫するようになり、結果として前頭葉を刺激することになるのです。

残り物料理

料理は手軽にできる脳トレです。料理をすることとは、手を動かすのはもちろんのこと、五感（視覚・聴覚・触覚・味覚・嗅覚）をフルに使う作業です。これだけでも脳トレには十分なのですが、さらに効果をアップさせるために、新しい食材を買い足さず、冷蔵庫の残り物だけで料理をつくるようにしてみましょう。家庭での料理に、少し制限をかけてみるのです。すると、工夫が生まれ、前頭葉を積極的に使うことになります。

入れ替わり体験

パートナーと共同生活をしている人にぜひおすすめなのが、入れ替わり体験です。夫婦であれば、普段、夫がやっていることを妻が担当し、妻がやっていることを夫が担当するのです。そうすれば、新たな発見があるだけではなく、相手に対する思いやりが芽生えるので、脳に良い刺激を与えるでしょう。

《座っている時間、長くないですか？》

毎日4時間以上座り続けると寿命が短くなる

オーストラリアのある研究によると「続けて座っている時間は、一日合計4時間以下がおすすめ」とのこと。

この研究結果によると、毎日、座っている時間が一日合計4時間以下の人は、毎日4時間以上座って過ごす人に比べて、癌、糖尿病、心疾患、高血圧などの慢性疾患を有する率が大幅に低かったそうです。

これは、脚の筋肉がスリープしている状態が続くと、血流が悪くなるからです。

また、**健康のために運動をしている人でも、毎日4時間以上座っていれば、健康を**

損なうデメリットが、運動のメリットを上回ってしまうとも言われています。

デスクワークの人は、一時間に1回は椅子から立ち上がり、オフィス内を歩いてみましょう。

便利な現代社会においては、自分で意識しなければ、体を動かす機会は激減します。ある調査によると、我々の活動量は40年前に比べて、40パーセント程度しかないと言われています。

最近、アメリカのグーグル社などでは、座って仕事をする時間を減らし、立ちながら仕事をする人が増えているようです。

日本でも、時短効果で立ちながら会議をする企業が増えたそうですが、健康増進にも効果があるのです。

立つことは座ることの2倍以上のカロリー消費が期待できますし、立ちながら会議をすれば、眠くなることもありません。

また、立っていると座っているときよりも覚醒しますので、脳の働きも良くなることが期待できます。

《毎日歩いていますか？》

ウォーキングは距離より速度

毎日1万歩など、目標歩数を決めて歩くことはすばらしい習慣です。しかし、もっと効果的な方法があります。

２０１０年に発表されたある論文で、歩く速度が速い女性は、歩く速度が遅い女性に比べて、70歳のときの健康度が高いということがわかりました。

これは、1万３５３５人の女性を分析した研究で、**歩行速度が、将来の健康状態を左右する**ことが示された興味深いものです。

研究開始時と9年後の歩行速度を調べ、その結果に基づいて、彼女たちが70歳になったときの「サクセスフルエイジング達成度」を計算しました。この達成度は、癌や糖尿病などの重大疾患にかかわらず、認知機能や身体機能を維持し、精神的にも健康な状態を指す指標です。

達成度数が大きいほど健康度が高いのですが、歩く速度が時速3・2km未満（1分に53m）の人を1とすると、時速3・2〜4・8km未満（1分間に53〜80m）で歩く人が1・9倍、時速4・8km（1分間に80m）以上で歩く人が2・68倍という結果が出たのです。心持ち速く歩くだけで、将来健康でいられる確率がグッと高まるわけです。

この研究結果を知ってから、私も速歩きを心がけるようになりました。はじめた当初はすぐに息が切れていましたが、数日で体が慣れ、今ではスピードアップした状態でラクに歩けています。

健康によい歩行速度の目安は、片側2車線（合計4車線／約12〜15m）の道路の横断歩道を約10秒で渡りきる速度です。

ジムに通っている人は、時速5㎞にランニングマシンをセットしてみて、その上を歩いてみてください。意外と速いペースなのがわかるでしょう。

慣れるまでは少し大変かもしれませんが、今後の健康のために、歩く速さに注目して生活してみましょう。

もちろん、速歩きは、ダイエットにも効果的。消費カロリーは、歩行距離が同じなら、歩行速度が速いほうが高いのです。

スマートフォンのアプリには、速度と距離から消費カロリーを計算できるものも多いので、積極的に活用しましょう。

また、ある研究結果に、**いつもより一日あたり2000歩多く歩き続けることで、心臓発作のリスクを軽減できる可能性がある**との報告があります。

たとえば、一日1万歩を目指していたら、今日から1万2000歩にしてみましょう。

目的のバス停のひとつ手前で降りて歩く距離を延ばす、車でスポーツクラブに通わず歩いて通うなど、2000歩増やす工夫は簡単にできます。

速く歩くだけで健康度は高くなる！

健康と歩行速度の関係「サクセスフルエイジング達成度」

時速3.2km未満（1分間に50m）の人の
サクセスフルエイジング達成度を「1」とした場合

歩行速度	サクセスフルエイジング達成度
時速3.2〜4.8km未満（1分間に50〜80m）	1.9倍
時速4.8km以上（1分間に80m以上）	2.68倍

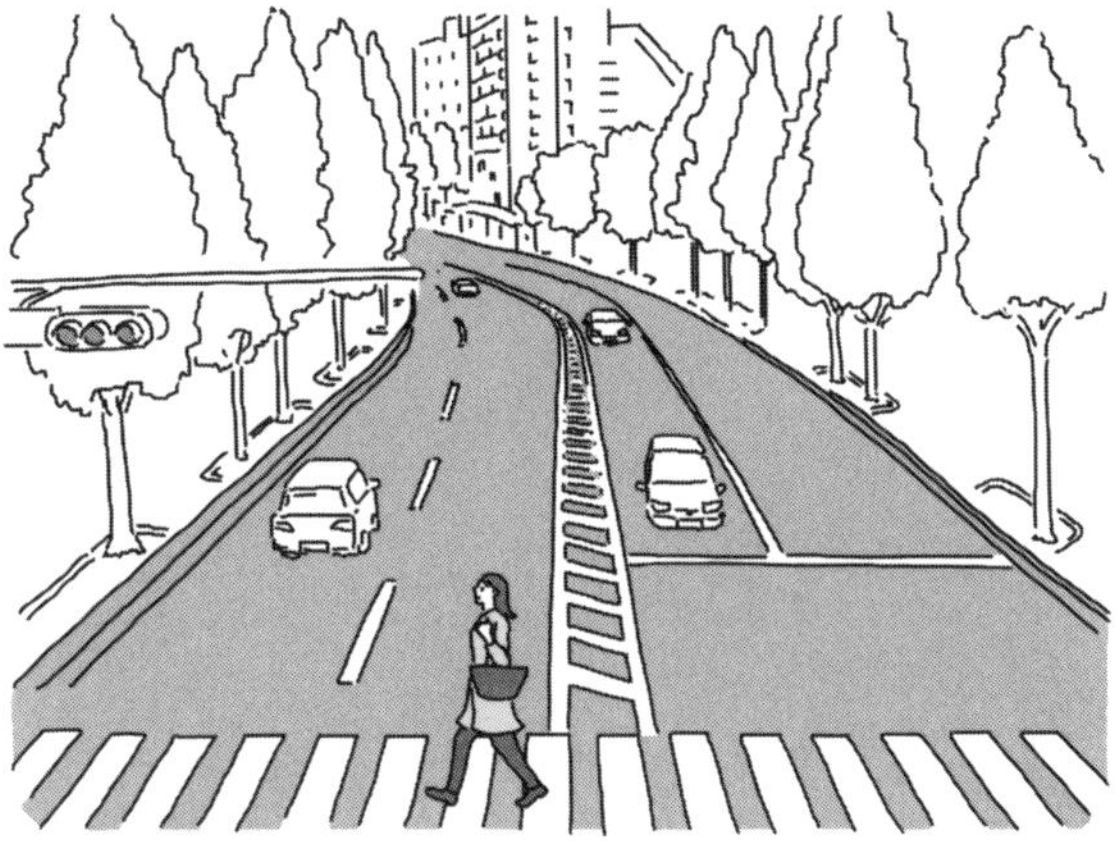

4車線の道路の横断歩道を約10秒で渡りきる速度が目安です

《合わない靴を履いていませんか？》

インソールで体のゆがみを解消

診察業務をしていると、患者さんの訴えで多いのが「関節の痛み」です。寝たきりの原因で一番多いのは「脳の病気」で、次は「骨折」ですが、歩行時のトラブルによる、「関節（膝、腰、股関節など）の病気」が原因の場合も多く見られます。関節の病気の原因のほとんどは、歩き方にクセがあったり、サイズが合わない靴で長距離を歩いたりしていることにあります。

そもそも足裏は左右に傾きやすい構造になっており、歩き方の悪いクセがあったり合わない靴を履いていたりすると、土踏まずのアーチが崩れ、疲れや痛みが発生します。これを続けていると、いずれ足や腰を痛める危険性があります。

関節の痛みを訴える患者さんにおすすめするのは、**インソール（中敷き）を使って足裏のアーチを保つ方法です**。インソールで足裏の形を固定することで、骨格のゆがみは直り、腰や足の痛みが和らぎ、姿勢よく歩けるようになります。女性の悩みである外反母趾《ぼし》も改善されます。

同時に、インソールは歩くときに足裏にかかる強い衝撃も和らげてくれます。「第二の心臓」と呼ばれる足裏の筋肉は、血流を押し上げるポンプのような働きをする大切な組織です。それにもかかわらず、足裏は全身のたった3パーセントほどの面積で全身の体重を支え、歩くときにかかる強い衝撃をも吸収しているのです。足裏は、労《いたわ》るべき大切なポイントなのです。

こうしたことから、私は治療の一環として、靴のインソールの開発に関わるようになりました。

インソールは進化しており、今では自分の足型をコンピューターで分析して、オーダーメイドで作ることができます。

私がアドバイザーとして関わっている、骨格を矯正する機能をもつ「FEET in DESIGN　AStype スポーツスタイル」は、一般的な運動（ウォーキングなど）用シューズに合わせやすいタイプです。足裏をしっかり安定させ、日常生活や軽度のスポーツ、ウォーキング時の足や体への負担を緩和します。

私は、このオーダーメイドのインソール（スポーツ用）で、練習不足にもかかわらず、膝を痛めることなくホノルルマラソンを無事に完走することができました。

他にも、革靴などに合わせやすい「DStype　ドレススタイル」や、高齢者向けの「PStype プラスタゾートスタイル」もありますので、試してみてください。

健康度が高まるオーダーメイドのインソールで体のゆがみ、関節痛、疲労を防ぐ

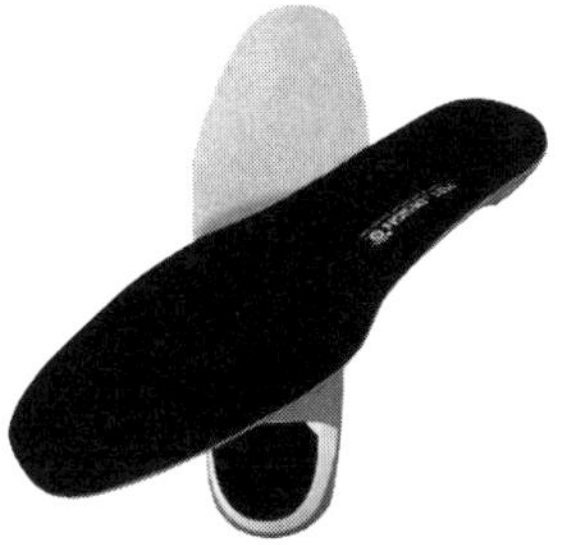

FEET in DESIGN AStype スポーツスタイル

(オープン価格)

一般的な運動(ウォーキングなど)用シューズに合わせやすいタイプです。かかとをしっかり安定させ、日常生活や軽度のスポーツ、ウォーキング、リハビリ時の足や体への負担を緩和します。

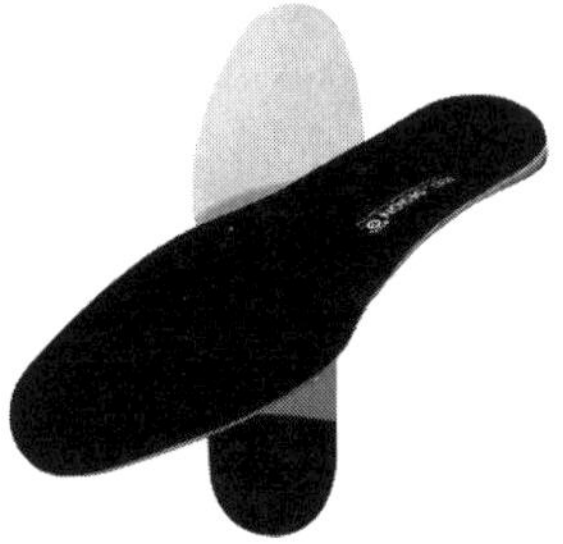

FEET in DESIGN DStype ドレススタイル

(オープン価格)

革靴をはじめ、日常の外出用シューズなどに合わせやすいタイプです。シューズとのフィット感を高めるために、ASタイプよりも薄めでシャープな設計にしています。

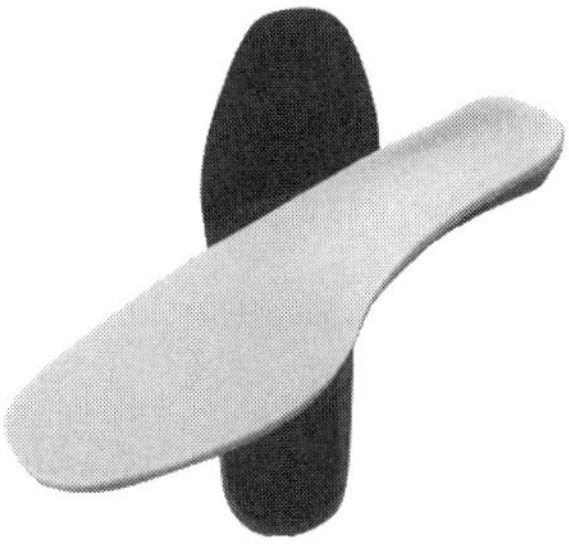

FEET in DESIGN PStype プラスタゾートスタイル

(オープン価格)

加齢と共に可動域が狭まり、足部の脂質が減少しデリケートになっている方向けに特殊な医療用高級除圧素材を採用しています。足の状態に適合させ、足をやさしく保護します。

問い合わせ:FEET in DESIGN　電話03-5651-2020(祝祭日のぞく月〜金　受付時間9:30〜18:30)

《よい姿勢で過ごしていますか？》

頭痛・めまいの原因は「姿勢の悪さ」がほとんど

みなさん、一度くらいは、「頭痛」や「めまい」を感じたことがあるでしょう。

「頭全体がなんとなく重苦しい」

「頭を絞めつけられるような感じがしばらく続いている」

「なんだかふらふらして倒れそうになる」

こうした症状を訴えて、脳神経外科外来にいらっしゃる方がたくさんいます。そして、診察をして、検査をするのですが、脳の異常が見つかることがない人がほとんどです。

そうした症状の原因は大抵「肩こり・首こり」です。

明らかに肩こり・首こりを自覚していなくても、「肩こり・首こり予備軍」がたくさんいらっしゃいます。

それでは、なぜ肩こり・首こりになるのでしょうか？　その原因は「姿勢が悪い」「運動不足」の２つです。

とくに「パソコン作業が多いデスクワーカー」がこのタイプの頭痛、「緊張型頭痛」になりやすいのです。「姿勢」が悪ければどこかの筋肉が緊張しすぎて、いわゆる肩こり・首こりになるのです。

私たちが日ごろ気をつけるべき姿勢は、次の３つ。

・歩く姿勢
・座る姿勢
・寝る姿勢

です。

「歩く」「座る」ときの姿勢を良くするポイントは、

・顎を引くこと
・肩甲骨を中心に寄せる
・骨盤を立てる

です。

とは言っても、なかなか姿勢を良くすることができない場合は、以下のようなアイテムを利用することも考えましょう。

立つ姿勢を良くするためには、59ページで紹介した靴の中にいれる「インソール」が有効です。

座る姿勢で気をつけてほしいのは、やはり椅子。姿勢を自然に矯正してくれるタイプの椅子や、バランスボールのような不安定なものをあえて椅子のように使うと、姿勢がよくなります。私が患者さんにおすすめしているのは、いつもの椅子に置くだけの姿勢矯正器具「アーユルメディカルシート」と「バランスボールチェア」です。

アーユルメディカルシート

椅子の上に置いて使う姿勢矯正器具。
2015年6月発売予定。価格未定。

問い合わせ:株式会社トレイン　http://www.ayur-chair.com/

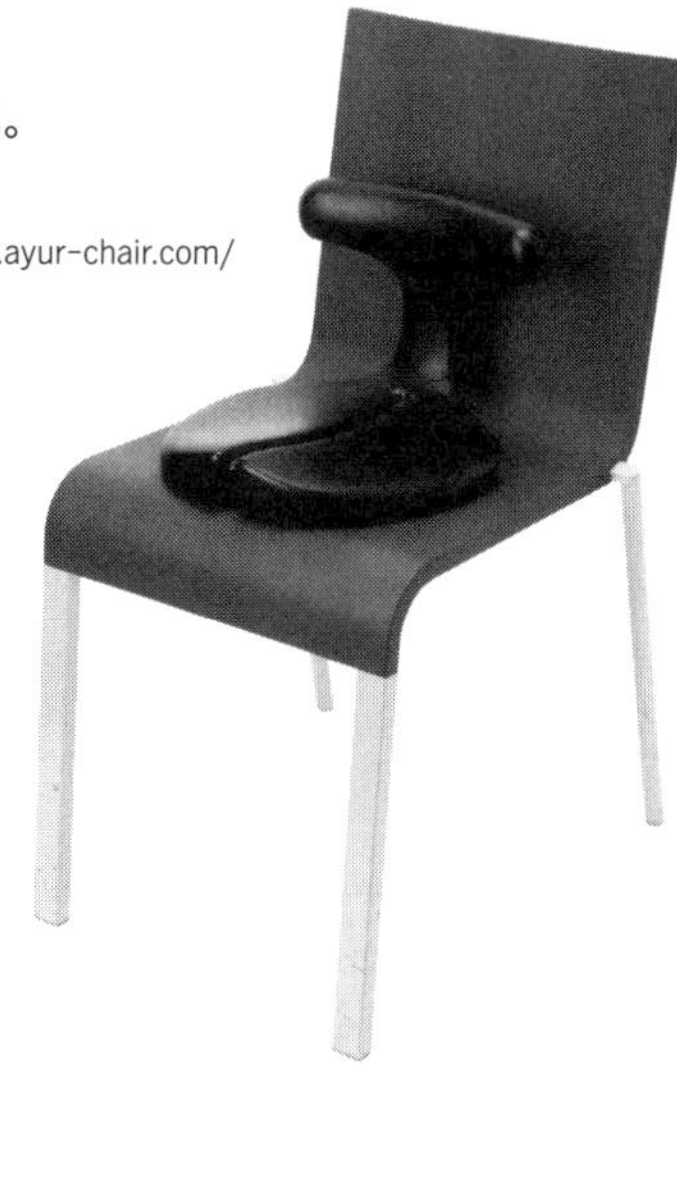

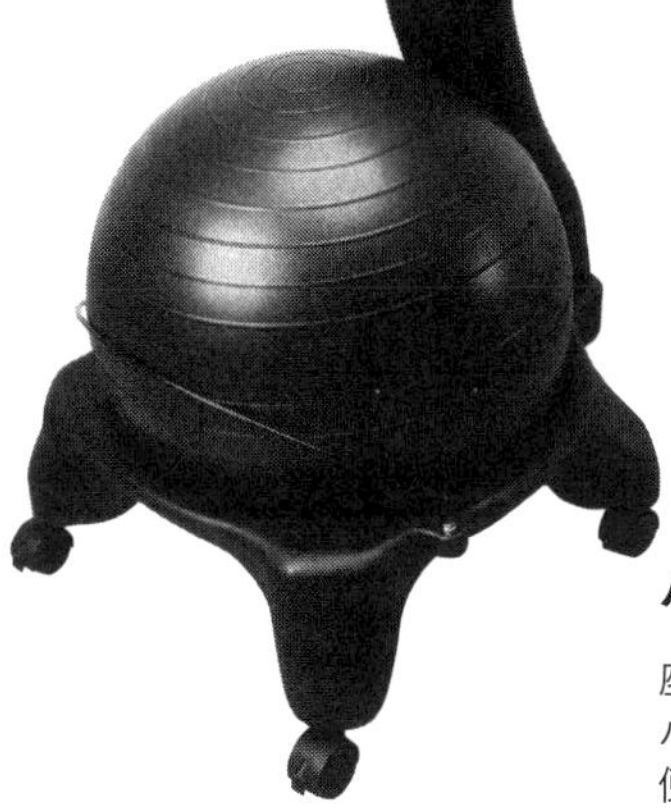

バランスボールチェア

座るだけで脊髄の位置を正して
バランストレーニングが自然に行える
便利なボール付きの椅子。

問い合わせ:秦運動具工業株式会社
http://www.hatas.co.jp/

そして、机の高さも重要です。机の高さが適切ではないと、猫背となり、作業能力が低下する傾向があります。机は体格に合わせて変えるわけにはいきませんから、ＰＣモニターの下に古雑誌や電話帳を入れて、ＰＣモニターの位置を調整してみましょう（左図参照）。姿勢がいいときの自分の目線にディスプレイの高さを合わせて調整するのがいいでしょう。ラップトップパソコン（ノートパソコン）を使っていて、モニターの位置が調整できない場合は、別売りのキーボードを購入してみましょう。

寝る姿勢のポイントは、73〜76ページで詳しく紹介しますが、マットレスの硬さと枕の高さがポイントです。

意外と高すぎる枕を使用している人が多いので、バスタオルを二つ折りにしたり四つ折りにしたりして、高さを適正にしてみるだけでも肩こり・首こりは改善します。

悪い姿勢を正す
パソコンモニターの位置

視線の位置と腕の角度

ノートPCの場合

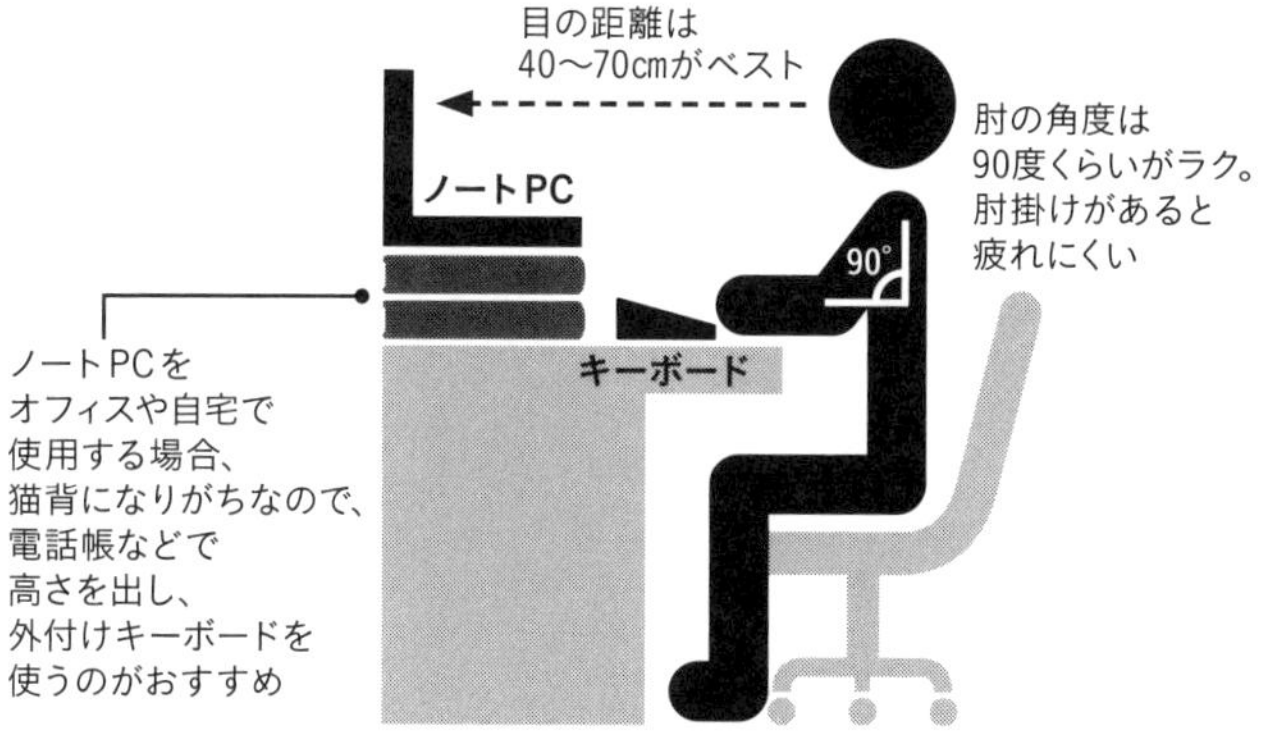
目の距離は
40〜70cmがベスト
肘の角度は
90度くらいがラク。
肘掛けがあると
疲れにくい
ノートPC
90°
キーボード
ノートPCを
オフィスや自宅で
使用する場合、
猫背になりがちなので、
電話帳などで
高さを出し、
外付けキーボードを
使うのがおすすめ

デスクトップの場合

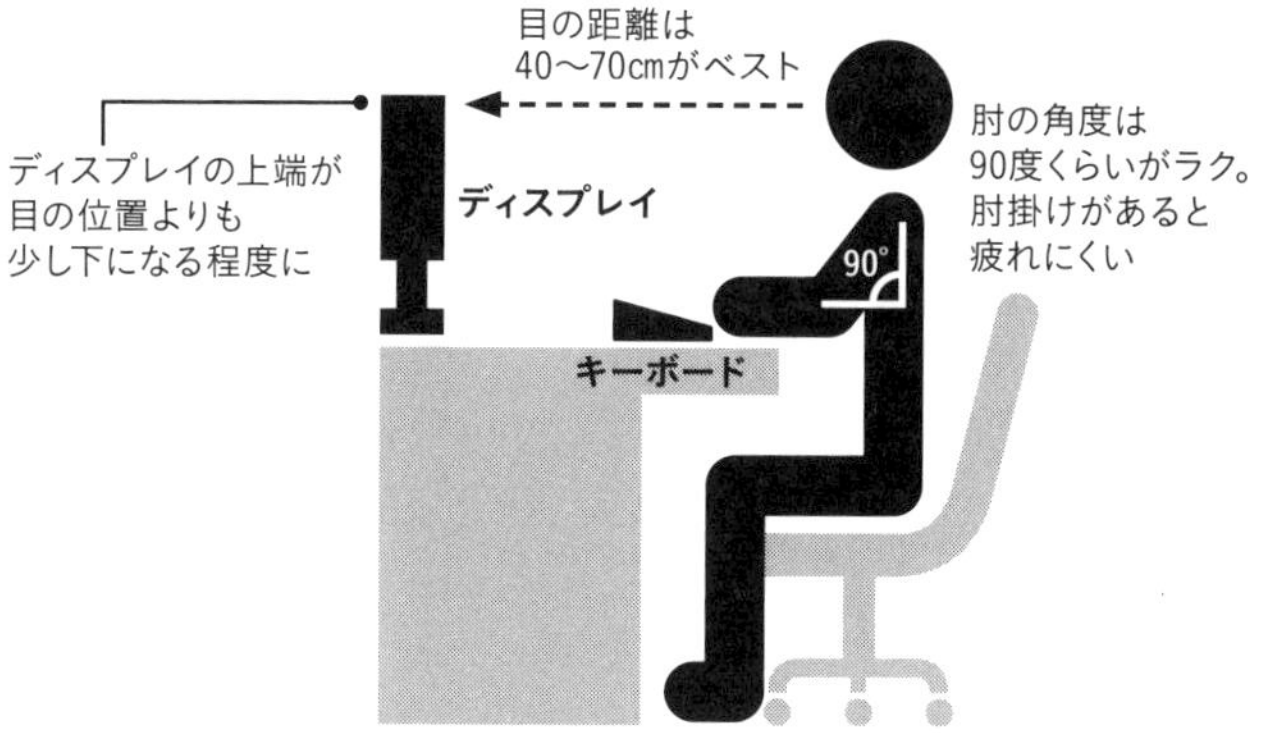
目の距離は
40〜70cmがベスト
肘の角度は
90度くらいがラク。
肘掛けがあると
疲れにくい
ディスプレイの上端が
目の位置よりも
少し下になる程度に
ディスプレイ
90°
キーボード

《体内時計のリズムは正常ですか？》

毎晩0時前、同じ時間帯に寝る

体の不調を訴える人の多くは、体内時計のリズムが乱れている場合がほとんどです。体内時計とは、脳内の視床下部の視交叉上核に存在する機能です。人の体は、そもそも外界の周期に同調しており、一日24時間の周期に合わせて体内環境を変化させる機能をもっています。

患者さんが「睡眠時間は十分とっているのに、体の調子が悪い……」と訴える場合、就寝時間を尋ねると、夜中だったり、朝起きる時間が遅かったりで、体内時計のリズムが乱れていることがほとんどです。

私は、患者さんには、「**まずは、毎日0時前の、同じ時間帯に就寝してください**」とアドバイスします。

そうは言っても、体内時計が狂っていると、すぐには寝られないものです。そんなときは、眠くても朝起きたらカーテンを開けて朝日を浴びましょう。体内時計は日光を浴びるとリセットされるからです。

私の場合、夏でも冬でも、23時には就寝し、夜明けとともに起きるように心がけています。

早く起きるコツは、**遮光カーテンではなく、カーテンを薄手のものにすることです**。そのほうが日の出を実感しやすく、体内時計のリズムが正常化しやすくなります。起床時間にタイマーで開く「電動カーテンレール」も市販されていますので、気になる人はチェックしてみましょう。

夜勤に従事している人は、疲れているのに眠れないということをよく経験するでしょう。これは睡眠ホルモン・メラトニンの分泌が悪くなっているのが原因なので、帰宅するときはサングラスを利用して明るさを感じないようにすると効果的です。

《すっきり目覚めていますか？》

90分の倍数で目覚ましをセット

睡眠を疎《おろそ》かにしている人は、何らかの不調を抱えていることが多く、睡眠不足は病気になるリスクを高めます。

そもそも「睡眠」は、私たちの体に次のようなメンテナンス効果を与えてくれます。

1、日中の脳と体の疲労回復

2、免疫機能の維持

3、組織の修復

4、記憶の整理と定着

寝ているだけでメンテナンスしてくれるのですから、私たちは睡眠にもっとこだわってもよいのではないでしょうか。

睡眠時間は長いのに、どうもすっきりしないという人は、「睡眠の質」の改善が必要です。目覚まし時計をセットした起床時間に爽快感をもって起きられたかどうかが良質な睡眠の目安となります。

目覚ましのセット時間、ずれていませんか？

睡眠の深さは一定ではなく、「レム（REM）睡眠」と言われる浅い眠りと、「ノンレム睡眠」と言われる深い眠りが交互にやってきます。レム睡眠のREMは、「Rapid Eye Movement」の頭文字で、急速に目玉が動いている時期。レム睡眠は睡眠時間の20パーセントくらいを占めていて、このときに夢を見ると言われています。

「あ、今日は目覚めがいい」ということを経験したことがあると思いますが、このときはタイミングよくレム睡眠のタイミングで目覚めているのです。

レム睡眠は、約90分ごとにやってきますので、**就寝してから6時間、7・5時間、9時間後に目覚ましをかけるとよいでしょう**。

睡眠周期を分析し快適に目覚めさせてくれるスマホアプリ（iPhone, iPad, iPod touch対応）があるので、活用してみましょう。これは眠りが浅いレム睡眠中のよく体が動くことを利用したもので、その体動をスマホの加速度センサーで分析し、レム睡眠を予測してアラームを鳴らします。約30分の幅でアラームが鳴るので、起床予定時間ちょうどに起きたいときにこのアプリは向きませんが、すっきり目覚めたい人は使ってみるのもいいでしょう。

■Sleep Meister　睡眠サイクルアラームLite

■Sleep Cycle alarm clock

90分の倍数で、目覚ましをセットしよう

すっきり目覚めるために、レム睡眠で目覚めるのがおすすめです。
目覚まし時計をかけるときには、就寝してから
6時間、7.5時間、9時間後を目安にするとよいでしょう。

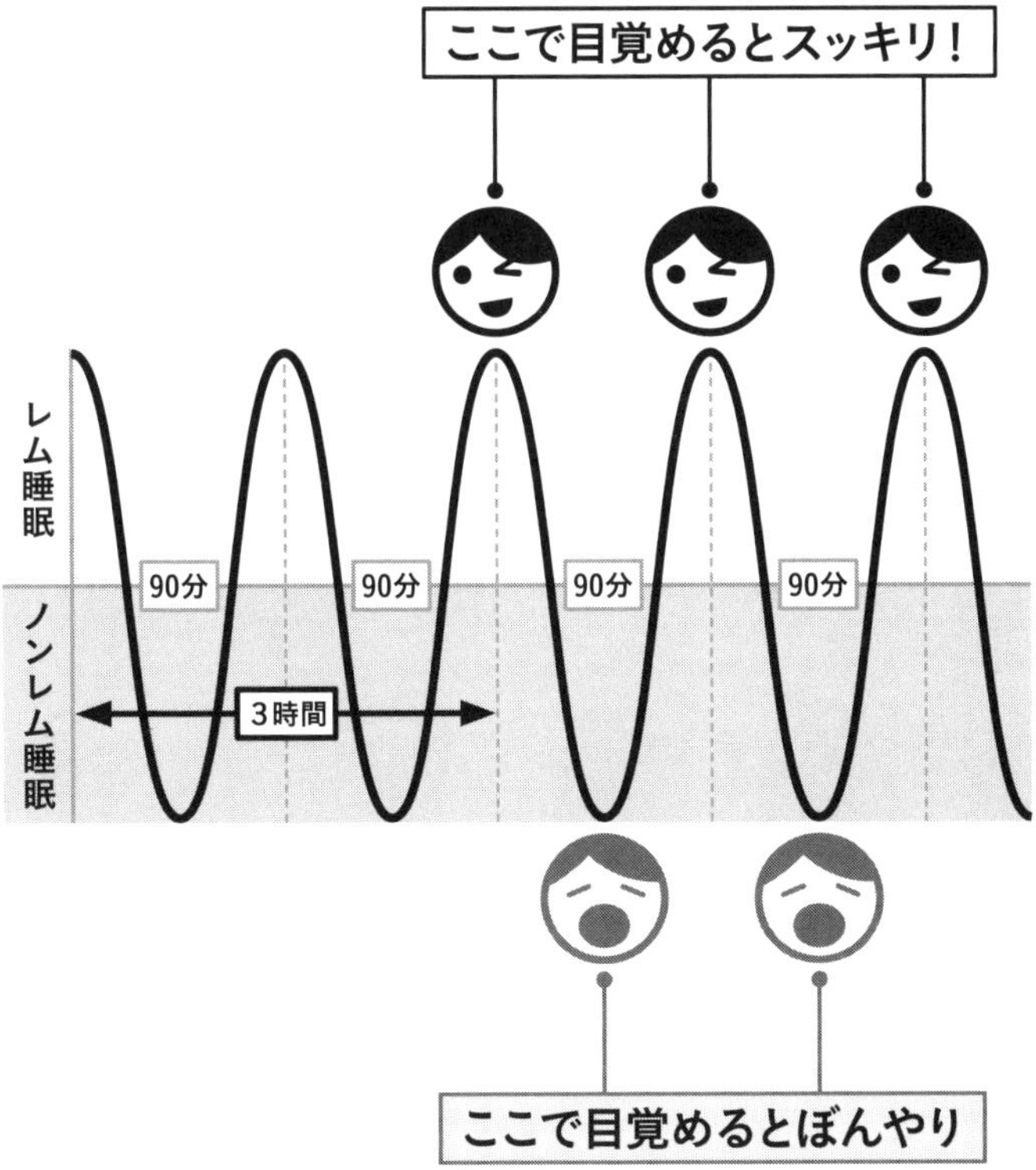

《良質な睡眠をとっていますか？》

睡眠は長さより質 寝具をもっと見直そう

「休むのも寝るのも仕事のうち」を信条にしている私は、快眠環境づくりに徹底的にこだわっています。寝る環境を整えることを徹底するだけで、軽やかに動ける体が手に入ります。

ところが、大抵の人は「新しく大きいテレビが欲しい」とか、「今年の流行の色のコートが欲しい」とか、思ったことはあっても、寝具にお金を使うことについて、あまり考えたことはないと思います。

けれど**私たちは、もっと寝具にこだわっていい**と思うのです。

よく考えてみてください。私たちがベッドにいる時間は、24時間のうち6～8時間、すなわち、一日のうちの約1／3もの時間を過ごしているのです。単純計算すると、自分の自由に使うことができる収入の1／3を使ってもよい計算になります。

それでは、具体的に、寝る環境を整える方法をお教えしましょう。

枕は合っていますか？

「起床後の肩こり、首こりがひどい」という人は、枕の高さを見直すといいでしょう。高すぎる枕を使用している人は意外と多く、顎を前に突き出すような不自然な姿勢で寝ているため、肩や首に負担がかかっているのです。

オーダーメイドで、自分に合った枕をつくることができればいいのですが、そうでない場合、私のおすすめはバスタオルです。

バスタオルを二つ折りにしたり、四つ折りにしたり、2枚重ねたりすると、高さを自由に調整でき、即席オーダーメイドの枕が完成します。

姿勢を伸ばして立ったときの首の状態で寝るのが理想なので、左の図のように肩と後頭部の隙間が埋まるよう、枕やバスタオルの高さを工夫してみてください。

ベッドを見直してみませんか？

ベッドは長く使うものなので、慎重に選びましょう。

ところで、柔らかいベッドと硬いベッド、どちらがいいでしょうか？　これは人間工学的にあれこれ考えすぎるよりも、「好み」に合わせるのが一番いいので、購入前は、実際に寝ることができる実店舗で確認しましょう。

インターネット通販は便利ですが、実際に寝心地を試せないベッドは、インターネット通販で買ってはいけないモノのひとつです。

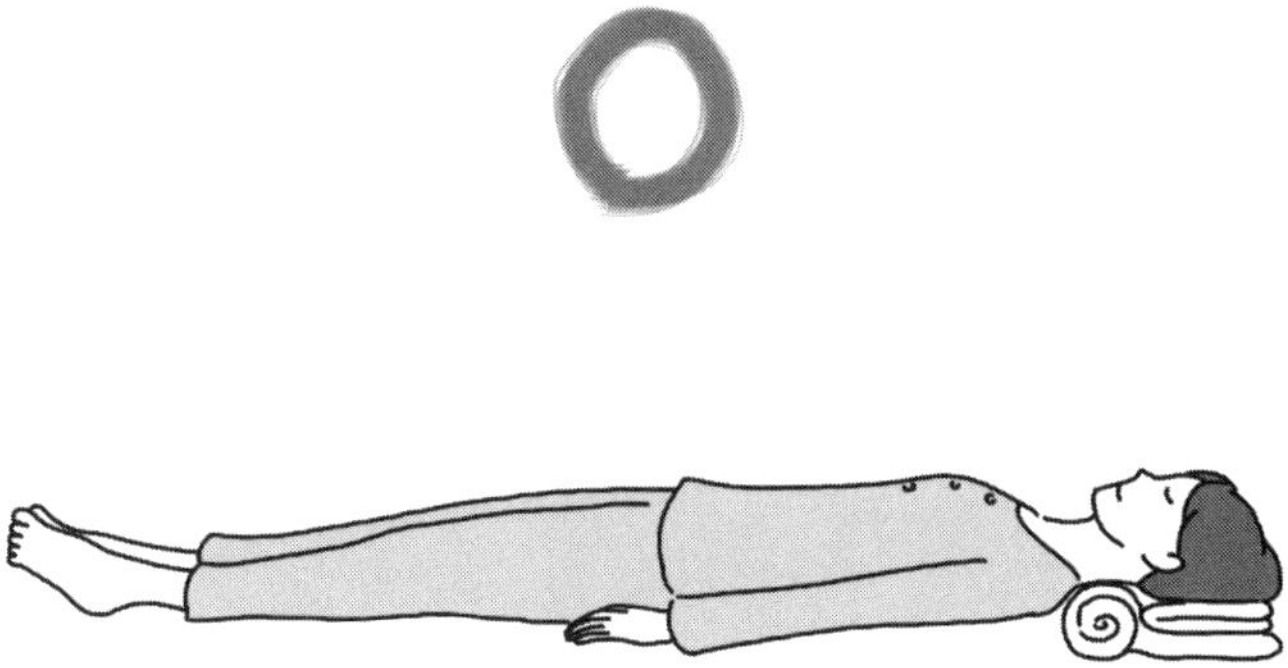

姿勢よく立ったときの首の状態で寝るのが理想的

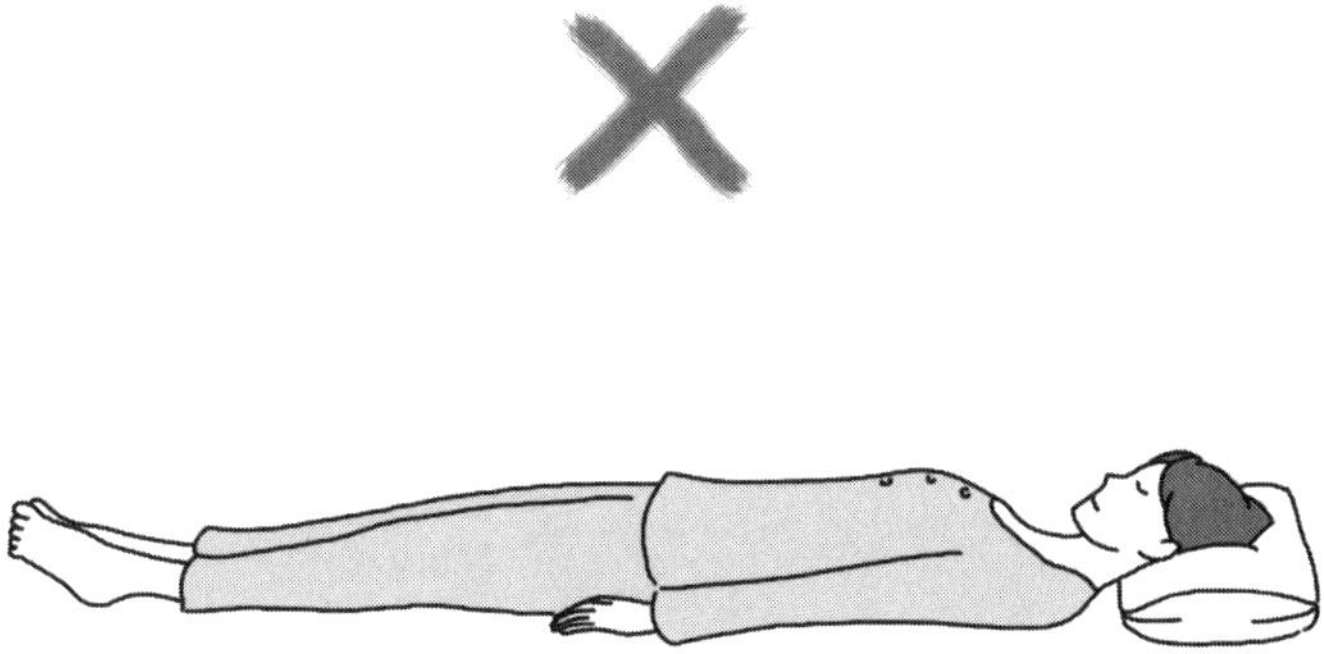

枕が高すぎて顎が下がると血行が悪くなり、逆に低
すぎて顎が上がる枕は頭に血がのぼりやすくなる

ベッドは、柔らかすぎると体が沈み込んでしまい、自然な背骨のカーブが取れず、肩こりや腰痛の原因になります。逆に、硬すぎると、肩や腰に体重が集中して、痛みが出てしまい睡眠が妨げられることになります。

一般的に痩せている人は柔らかめのベッド、体格が大きい人は硬めのベッドがいいと言われています。実店舗で実際に横になって、腰回りのフィット感などを試しながら、寝心地が一番よいベッドを選びましょう。

ベッドの寝心地を決める大きな要因は、マットレス内のスプリングです。いろいろなスプリングの種類があるのですが、おすすめはポケットコイルスプリング。肩や腰などにかかる負担を抑え、起床時の体の疲れを軽減してくれます。また、揺れが伝わりにくいので、夫婦二人でダブルベッドなどで寝ている場合はとくにおすすめです。隣で寝ている人が寝返りをうっても気づかないくらいです。

しかし、このポケットコイルスプリングのマットレスは柔らかめなタイプが多いので、体格が大きい人は比較的硬めの「ボンネルコイルスプリング」や「高密度スプリング」を試してみてください。

重い布団で寝ていませんか?

掛け布団の大事な要素は、軽さと肌触りです。

人は寝返りを一晩に20~30回うつので、体にフィットしない重い掛け布団は向きません。軽くて温かさが保てるものがいいでしょう。

おすすめは、やはり、羽毛。水鳥の羽毛は、外気温に合わせて、自動的に膨張したり縮んだりして温度と湿度を調整してくれるので、冬は温かく、夏は爽やかです。

布団カバーは、肌触りの好みで選びましょう。

個人的には、マイクロファイバーでできた布団カバーが気に入っています。なめらかな肌触りに包まれ、ひんやり感がなく、いつまでも眠り続けてしまうような寝心地です。気軽に洗えて、清潔感も保てるのがポイントです。

寝室はよく眠れる環境ですか？

光と音を遮断

ちょっとした生活音や街の光が気になる夜間。

外からの音や光は、厚手のカーテンや雨戸を利用して遮断しましょう。電気を消すと眠れないという人もいますが、明るいままでは、深い眠りをもたらすホルモン「メラトニン」の分泌を妨げてしまうので、電気は消すのがベスト。

なるべくなら、ノートＰＣ、携帯電話、ゲーム機は寝室に持ち込まないほうがいいでしょう。テレビを置くこともおすすめしません。液晶の光は意外と強く、メラトニンの分泌が減ってしまいます。

また、せっかく寝ついたのに、携帯電話の着信音で起こされたら休むこともできません。オンとオフをしっかりと分けて生活することが良い睡眠を得る最大のコツです。

落ち着いた色

できれば、壁の色や家具の色、シーツや布団カバー、枕カバーの色にもこだわりたいですね。ベージュやブラウン系は部屋全体を落ち着かせてくれます。

そして、植物のグリーンや、海や空を連想させるブルーは、心が和みリラックスできるので、差し色で使ってみてもいいでしょう。

逆に、交感神経を活発化させて人を興奮させる、赤や黄色などは避けたほうがよさそうです。

色の心理効果についての詳細は『知って役立つ色の事典』（七江亜紀著／宝島社）をご参照ください。

快適な室温

室温は、夏は25～28度、冬は18～22度を目安としてエアコンなどを調節しましょう。

エアコンの風は直接体に当てないように。

夏は湿度を抑えて爽やかに、逆に冬場は加湿器を利用して湿度を保ちましょう。目安の湿度は50パーセントです。

冬場のエアコンは、空気を乾燥させてしまうので、つけっぱなしというよりは、タイマー機能を使って起床時間の1時間前に作動させるのがポイント。

空気が乾燥しすぎると、喉《のど》が乾燥して風邪のウイルスが喉に付着して炎症を起こしやすくなることもあるので要注意です。

（食べすぎていませんか？）

腹八分目、食べたカロリーより消費カロリーを増やす

自分の体型を鏡で見て「最近、なんだか太ってきたな」とか、「お腹回りに肉がついてきたかも」と感じたら、動脈硬化の進行が早まっていると思ってください。

肥満は血管内皮細胞の炎症を引き起こし、万病のもとである動脈硬化（血管の老化）を悪化させます。放置すると脳の病気や心疾患、糖尿病、ＥＤなどの症状が、次々と起こることもあります。そのため、太らないように体型を維持することが、未来の病気を予防することにつながるのです。

肥満の判定は、医学的には、身長と体重から計算されるＢＭＩ（Body Mass Index

〈肥満指数〉の略）という数値で行われます。以下の計算式で求められます。

体重〔kg〕÷（身長〔m〕×身長〔m〕）＝BMI値

【例】身長１６０cm、体重60kgの場合
60〔kg〕÷（１・６〔m〕×１・６〔m〕）＝約23・４（BMI値）

BMI値が18・５未満で「痩せ」、18・５以上25未満で「標準」、25以上30未満で「肥満」、30以上で「高度肥満」と判定されます。BMI値が25を過ぎたら、ダイエットに取り組むことが必要になります。

スマートホアプリには「FoodLog」など、その日の食事を写真に撮るだけで、即座にカロリー計算をして、記録を残してくれるものがあります。

これでしたら一日の総カロリー量も計算してくれるので、ダイエットを続けることができるでしょう。

■FoodLog

なぜ太るのか？

痩せたい人に、「どうして太ったのか？」という質問をすると、ほとんどの人が「運動不足」と答えます。「食べすぎ」を最初に挙げ、自分の欲深さを反省する人はほとんどいません。ですが、やはり、食べすぎるから太るのです。

食べすぎで一日50kcal以上摂りすぎると、5年後にはどうなるでしょう？

50kcal×1年（365日）×5年＝91250kcal

約7000kcalのエネルギーが1kgの脂肪になるので、91250÷7000＝13kg。

なんと5年で13kgも体重が増えることになるのです。

50kcalというのは、ご飯茶碗で1／5程度の少ない量ですが、毎日続くとこのように体重増加をしてしまうので、**「いま、食べよう」と思ったひと口を減らすだけでも、ダイエット成功の道がひらける**のです。

ある日の診療中のこと。

「先生、どうしたら痩せるんですか？　どんなダイエット方法も効果ありません。私は水を飲んでも太るんです……」

と、真剣に訴える患者さんがいました。

水を飲んでも太ることは絶対にありません。なぜなら、水は0kcalだからです。もし、水を飲んで体重が増えるのであれば、それは、「むくんでいる」ということであり、腎臓や心臓の違った病気を考えなくてはなりません。

短期間でも入院した場合、ほとんどの人たちは痩せます。病院が出す食事だけしか食べられないので、一日の摂取カロリーを摂りすぎることはないからです。

すなわち、**ダイエットは「消費するカロリー」よりも「摂取するカロリー」を少なくすれば、必ず成功します。**

私は夕飯を減らす努力をしています。20歳の頃から「腹八分目」ではなく、「腹六分目」をキーワードに生活をしているので、40代の今も、ほとんど体重は変わっていません。

もし、あなたが太りすぎと感じているならば、「腹八分目」をまずは1週間続けてみませんか？

《食事制限をしても、瘦せないのはなぜ？》

筋肉量を増やせば瘦せられる

もし、**ダイエットのための食事制限を続けても、なかなか体重が減少しない場合は、もともと筋肉量が少ないことが挙げられます。**

その場合は、筋肉量を増やし、基礎代謝量を上げることを意識してみましょう。

「基礎代謝量」とは、人が生命維持のために消費される必要最小限のエネルギー代謝量のことです。

厚労省の調べでは40代の男女の基礎代謝量基準値は男性22・3パーセント、女性21・7パーセント（２００５年）です。基礎代謝量は10代をピークに加齢にともなって低下しますが、筋肉量を増やすと基礎代謝量も増え、エネルギーが消費されるので、肥満の人には筋トレをおすすめします。

筋肉が少ないと基礎代謝量が減少しています。食事制限をしてもなかなか体重を落とせないのはこのためです。

ちなみに、筋肉は鍛えれば何歳になってからでも発達させることができます。また、筋肉量が増えて熱を生み出すことにより、冷え性も改善でき血行が良くなります。

しかし、突然激しい筋トレやランニングをはじめると、膝痛や腰痛の原因にもなります。体力に合わせて運動をはじめることが大事です。

最初は、水泳やウォーキングなどの有酸素運動、ストレッチやヨガなどからはじめてみましょう。

《細胞や血管を修復する油とは？》

オメガ3系の油は積極的に摂る

「炭水化物」「タンパク質」「脂質」の三大栄養素は、私たちの身体活動を維持するエネルギー源となります。

このうちの「脂質」が、私たちの体質を決めているのはご存知ですか？

脂肪分は、そのまま私たちの体に蓄えられ、血液中の脂肪酸濃度が決まります。

自分のお腹《なか》を摘《つま》んでみてください。そこには、ごま油が好きな人はごま油の脂肪分が、オリーブ油が好きな人はオリーブ油の脂肪分が、魚が好きな人は魚の脂肪分がそのままついているのです。

この油の性質が、体質を決めます。健康でいるためには、摂取する脂肪に注意する必要があるのです。

では、どんな脂肪が、私たちを健康にしてくれるのでしょう?

コレステロール値を減らすと言われている「単価(一価)不飽和脂肪酸」のオレイン酸は、ナッツ類、オリーブ油などに多く含まれます。

オリーブ油を大量に使う地中海式の食事が健康に良いと言われる所以《ゆえん》です。

これらは積極的に料理に取り入れるとよいでしょう。

次に、体質に大きく作用する「良い影響を与える脂肪」と、「悪い影響を与える脂肪」の存在を、知っておきましょう。

体内で合成できない脂肪酸である「多価不飽和脂肪酸」に、「オメガ3」系と「オメガ6」系と呼ばれる2種類の脂肪酸があります。

この2つの脂肪酸は比較的薬理作用(薬のように作用する力)が強く、この脂肪のどちらかを多く摂取したかで体質が決まります。

オメガ3系脂肪酸は血液をサラサラにしてくれる「良い影響を与える脂肪」です。この脂肪酸の代表は、亜麻仁油やしそ油、えごま油に多く含まれるα《アルファ》-リノレン酸、そして青魚に多く含まれるエイコサペンタエン酸（ＥＰＡ）やドコサヘキサエン酸（ＤＨＡ）。

とくにＥＰＡには、俗に言う「血液サラサラ」の作用が強く、血管の弾力性と柔軟性を高め、動脈硬化を予防してくれます。

一方、**「悪い影響を与える脂肪」は、オメガ6系脂肪酸の代表であるリノール酸。**一般的な食用油である、大豆油、コーン油、サフラワー（べにばな）油に多く含まれます。

これらの脂肪分は、チョコレートなどコクのあるまったりとしたお菓子に多く含まれているのですが、一部が「アラキドン酸」に変換され体内の脂肪に蓄積します。

アラキドン酸は、ＥＰＡと逆の働きをして、血液を固めやすくして血栓をつくってしまいます。

また、アラキドン酸を大量に摂取するとアレルギー体質の原因となったり、心筋梗塞、脳梗塞、アトピー性皮膚炎、喘息《ぜんそく》、皮膚乾燥症、大腸癌、胆嚢《たんのう》癌、前立腺癌、乳癌、子宮体癌などが増えるというデータがあります。

海洋国家である日本に住む人たちの食生活は、元来、魚が中心であり、オメガ３系のＥＰＡ摂取量が多かったのですが、いろいろな食べ物が輸入されるにつれ、徐々にオメガ６系のアラキドン酸摂取量が多くなりすぎています。

１９５１年には、総摂取カロリーに対する脂肪摂取量はわずかに９・６パーセントでしたが、１９８２年には約３倍の27・３パーセントに増え、それに応じて冠動脈死を中心とする心臓死が急増しました。現在、30歳以上では脂肪摂取量は20〜25パーセントが推奨されています。

「食事の欧米化」の本質は、「繊維食と魚食が減って、肉食と脂肪食が増えたこと」

です。肉類を食べようとするときに使われる調理油は、コーン油などオメガ６系の油であることが多く、これによりアラキドン酸摂取量を増やしているのが現状です。

私たち日本人が長寿であった秘密は、「魚をよく食べていた」ということであり、ＥＰＡとＤＨＡを合わせて一日１ｇ以上（およそ90ｇ以上の大きめの青魚１匹）摂ることが望ましいでしょう。

とは言っても、なかなか魚を食べる機会が少ないのが現実です。

外食が多く食事のバランスが悪い人は、ＥＰＡやＤＨＡの含有量が多いサプリメント摂取をおすすめします。

病気になる油と病気を改善する油

体に良い影響を与える必須脂肪酸 オメガ3

オメガ3の含有量が多い油	おもな作用
・亜麻仁油（含有量が最も多い） ・しそ油 ・えごま油 ・チアシードオイル ・青背の魚に含まれる エイコサペンタエン酸（EPA）、 ドコサヘキサエン酸（DHA）	・アレルギー抑制 ・炎症抑制 ・血栓抑制 ・血管拡張

摂りすぎると体に悪い影響を与える必須脂肪酸 オメガ6

オメガ6の含有量が多い油	おもな作用
・ひまわり油 ・なたね油 ・コーン油 ・大豆油 ・サラダ油 ・サフラワー（べにばな）油 ・マーガリン	・アレルギー促進 ・炎症促進 ・血栓促進 ・血液を固める

《タバコを吸っていますか？》

タバコをやめれば寿命は10年延びる

タバコの煙には4000種類以上の化学物質が含まれており、そのうち有害と判明しているものだけでも200種類以上もあります。

タバコと癌の因果関係は、様々な研究で明らかになっており、肺癌だけではなく、食道癌、胃癌、肝臓癌、膀胱癌など、ほとんどの癌に因果関係があります。

そして、**癌のみならず、血管の病気、すなわち、心筋梗塞や脳卒中の危険度が高くなることもわかっています。**

「中高年までに禁煙した人は10年ほど寿命が延びる」という2013年に発表された

研究があり、いつ禁煙しても遅くはないことがわかっています（しかし、中高年まで吸っていてもいいということではないので、ご注意を）。「今さら遅いんじゃないか」と言わず、すぐに禁煙すれば寿命が延びます。

ただしタバコを吸っても肺癌になりにくい遺伝子をもつ人もいます（218ページ参照）。

タバコは長年吸っていると、癌や血管の病気だけではなく、肺や空気の通り道である気管支に変化をきたします。そうすると、私たちの体内で酸素と二酸化炭素を交換することができなくなり、息切れの原因となります。

これは「慢性閉塞性肺疾患（ＣＯＰＤ）」と呼ばれ、日本には５００万人を超える患者がいます。以下のような自覚症状があれば要注意です。

・今までなんてことはなかった階段を上がると息がゼエゼエする
・昔みたいに長距離を走れない
・同年代の人よりも歩くスピードが遅い

・咳《せき》や痰《たん》が止まらない

この病気の90パーセント以上の人に長年の喫煙習慣があることから、別名「肺の生活習慣病」と呼ばれています。

一度、**悪化してしまった肺を根本的に治療することはできないので、今からでも遅くはありませんから、すぐに禁煙することが重要**です。

ちなみに、一日40本吸ったとした場合、一年間に約30万円のタバコ代がかかります。こんなにタバコに使うなら、そのお金で美味しいものを食べに行ったり、旅行に行ったほうが、人生楽しいと思いませんか？

《適度な運動をしていますか？》
ストレッチは毎日欠かさない

私たちの頭の重さは、なんと約５kg。ボーリングの11ポンドの球の重さで、意外と重いものなのです。その重い頭を私たちは、背骨や筋肉で支えているのですが、「姿勢」が悪ければどこかの筋肉が緊張しすぎて、いわゆる肩こり・首こりになるのです。こりを改善するにはストレッチが有効ですが、毎日行うストレッチはいいことだらけ。病気のきっかけをつくるのは、全身の血行不良がほとんどだからです。

それでは、まず肩こり・首こり改善のストレッチ方法をお教えしましょう。

肩こりというと、肩を揉《も》むことをイメージするかもしれませんが、それでは不十分です。**肩こり・首こり改善には、天使の羽が付いている場所、すなわち肩甲骨をよく動かすことが重要**です。

まずは、顎を引いてリラックスした姿勢で立ちます。そのうえで、次の3つの運動を繰り返してやってみましょう。

【カンタンストレッチ】

①肩甲骨を上下させる

1、腰に手を当て、息を吸いながら肩をすぼめ背中の肩甲骨を上げます。3秒間キープ。2、その後、息をゆっくり吐きながら、肩をすとーんと落としてください。これを10回繰り返します。

①-1

息を吸いながら腰に手を当て、
肩甲骨を上げましょう。
３秒間キープします。

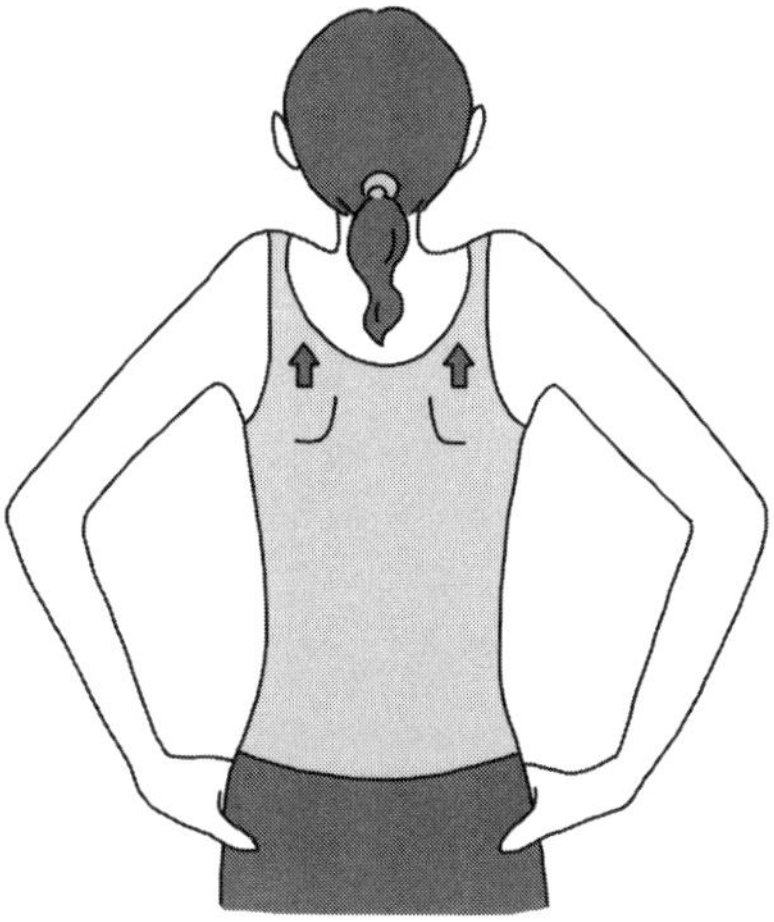

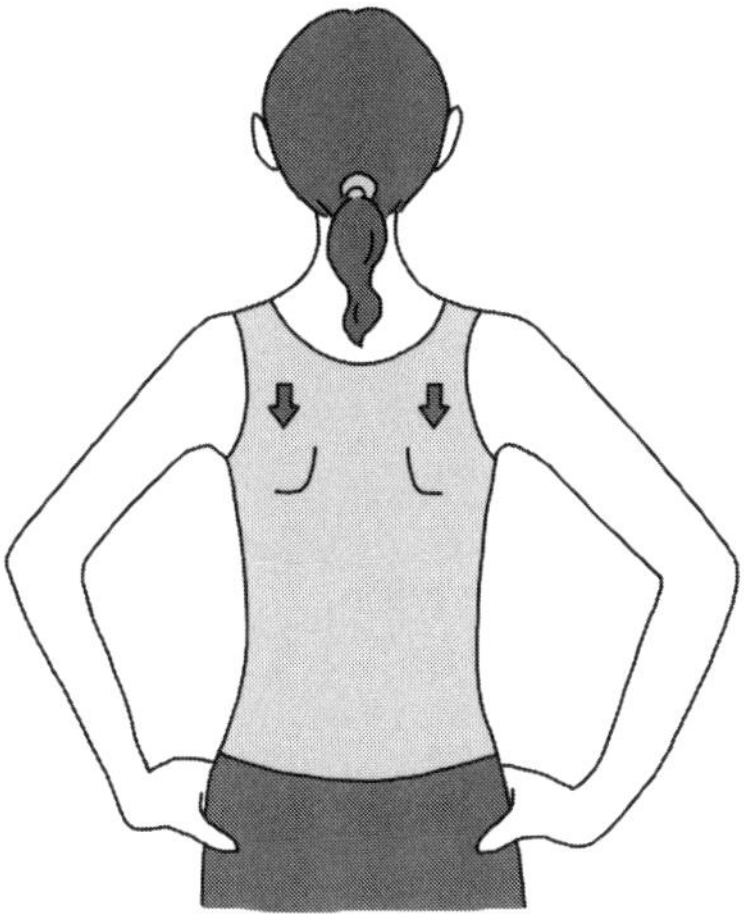

①-2

息をゆっくり吐きながら
すとーんと肩を落とします。
10回繰り返します。

②肩甲骨を前後に動かす

まず、1、指をグーの状態にして、「前へならえ」の姿勢で腕を前に伸ばします。次に、2、肘を外に曲げながら、腕を後ろに引いてみましょう。ボードこぎの要領で。背脂を絞るようなイメージでもいいでしょう。

そしてこれも10回繰り返します。

ポイントは、肩甲骨が開いたり、閉じたりするイメージで行うと気持ち良く背中がほぐれます。

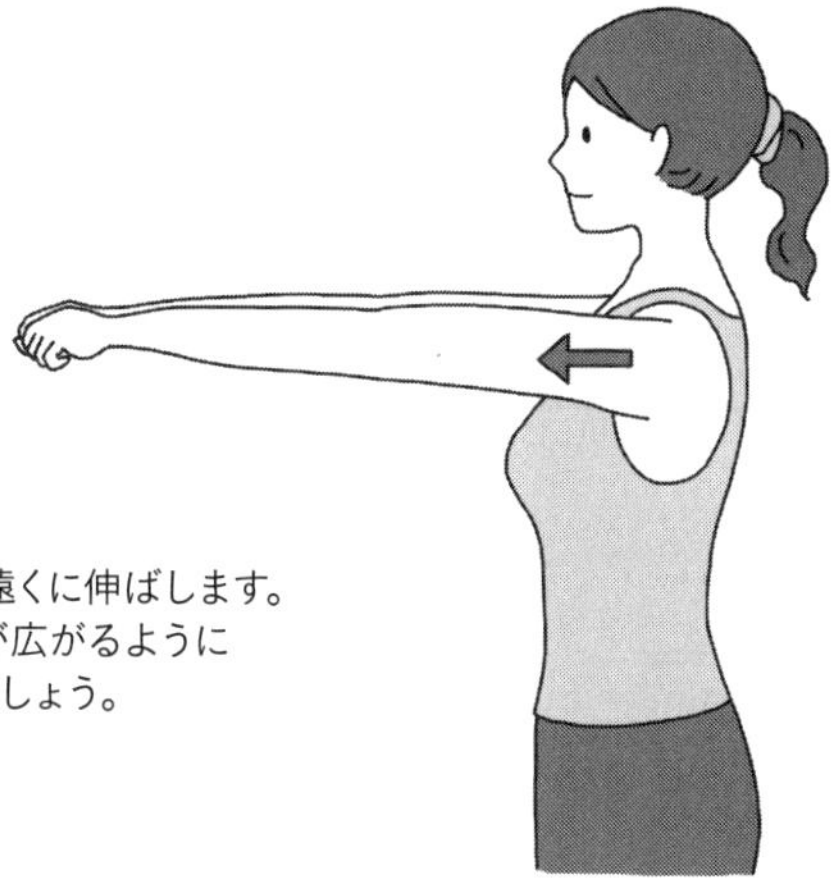

②-1

腕をできるだけ遠くに伸ばします。
この時、肩甲骨が広がるように
イメージしてみましょう。

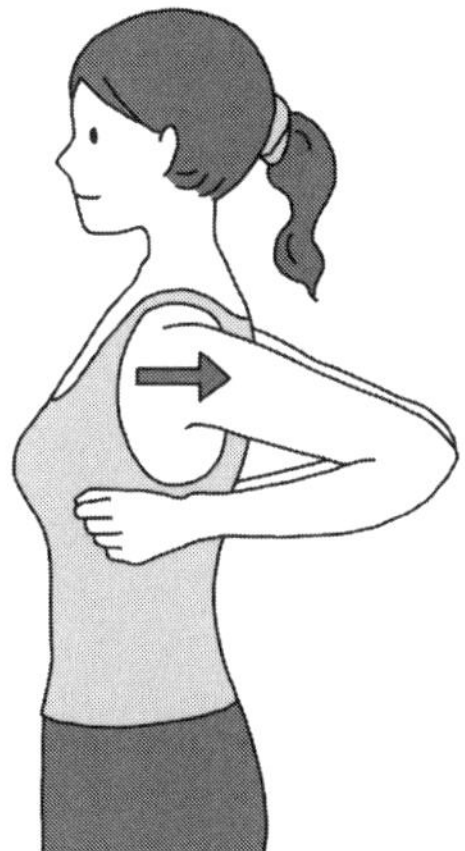

②-2

肘を曲げながら、水平に腕を後ろに
引きます。このとき、肩甲骨を背骨に
むかって絞るようなイメージで。

③肩甲骨をひねる

腕を左右に伸ばして肩と水平になる位置まで上げます。1、右腕は手のひらを上に、左腕は甲を上にします。2、その位置からゆっくりと左右の手のひらと甲を入れ替えるように腕をひねります。これを10回繰り返します。

①～③のストレッチを3回ずつ繰り返すと、かなり肩甲骨周りはほぐれますので試してみてください。

また、座っている時間が長いと、骨盤がゆがみ、鼠蹊部《そけいぶ》（太ももの付け根）のリンパの流れが悪くなるので、下半身のストレッチも行いたいもの。お尻や太ももの血液循環をよくする104ページのようなストレッチがおすすめです。

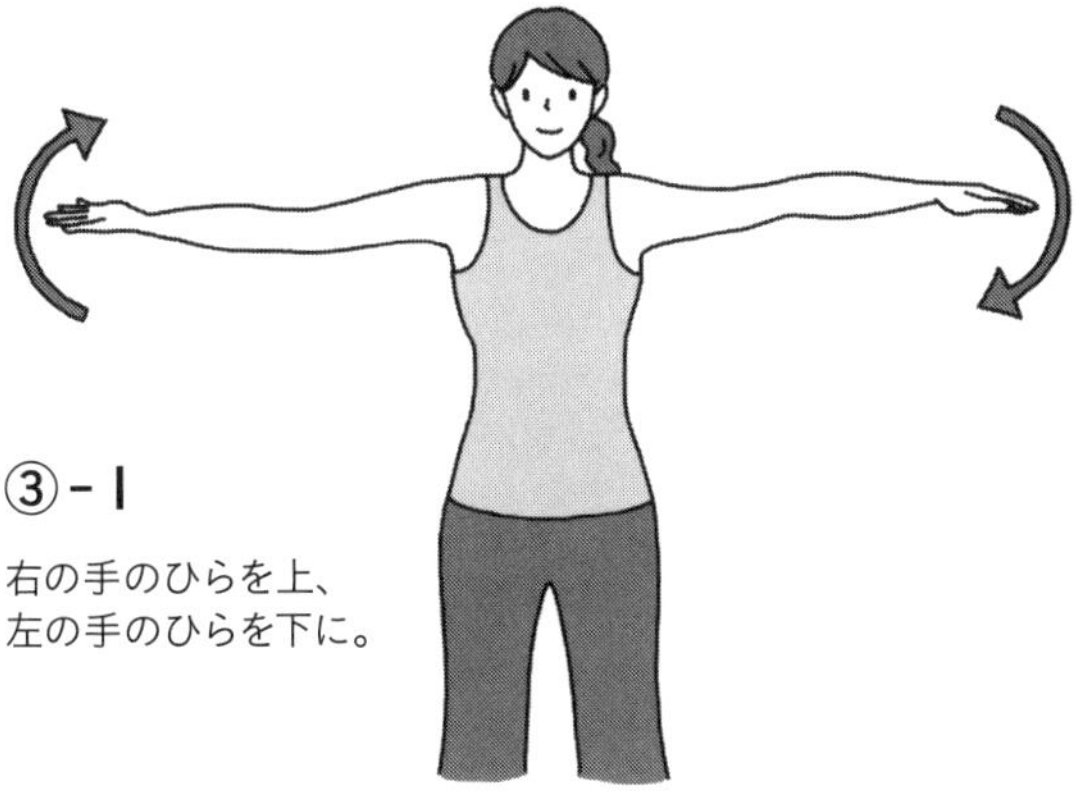

③-1

右の手のひらを上、
左の手のひらを下に。

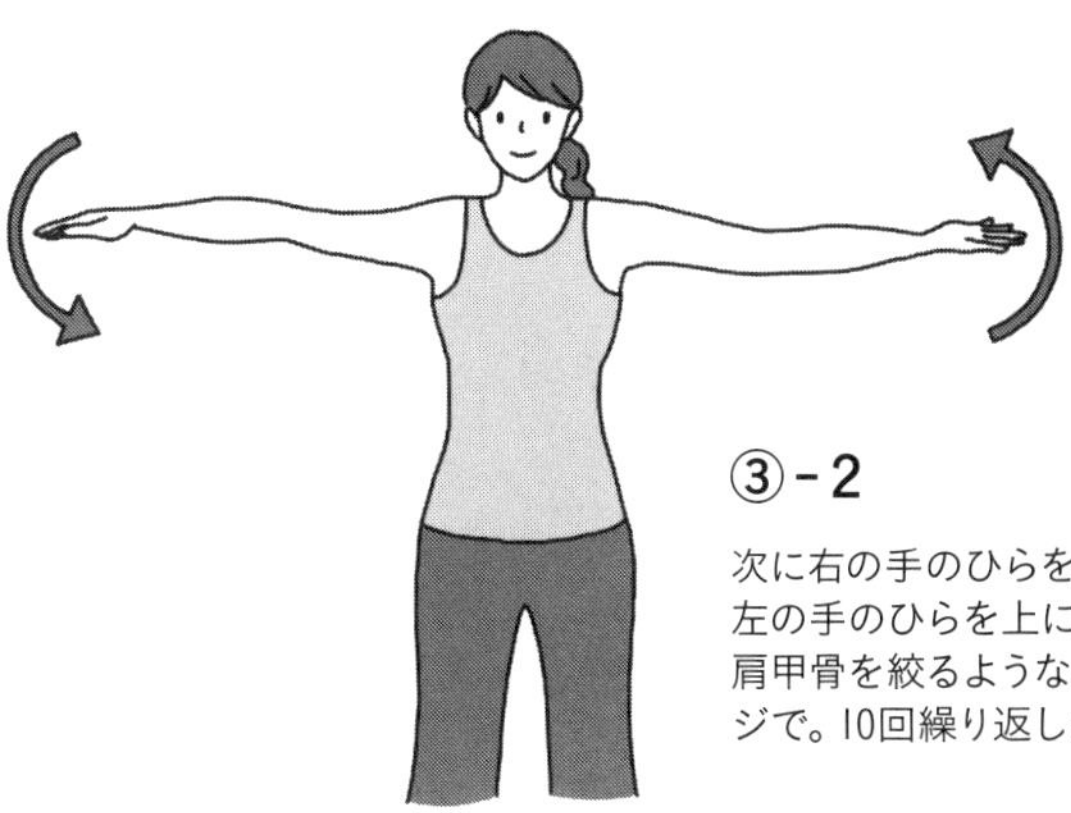

③-2

次に右の手のひらを下、
左の手のひらを上に。
肩甲骨を絞るようなイメージで。10回繰り返します。

④下半身のリンパ液・血流改善ストレッチ

足を肩幅くらいに開き、壁に向かって両手を上げて立ちます。

両手を上げたまま脚の付け根から折りたたむように前傾し、壁、または椅子の背もたれに手をつけます。手で体を支え、背中をそらしながら腰を上に上げて、ふくらはぎを気持ちよく伸ばします。

いったんかかとを上げて下ろすと、ふくらはぎへの負荷が高まり、さらに効果があります。

かかとの上げ下ろしを、10回繰り返します。

お尻や太ももの裏が伸びている感覚があれば、効果ありということです。

2時間に1度くらいは、このように体を動かしたいものです。

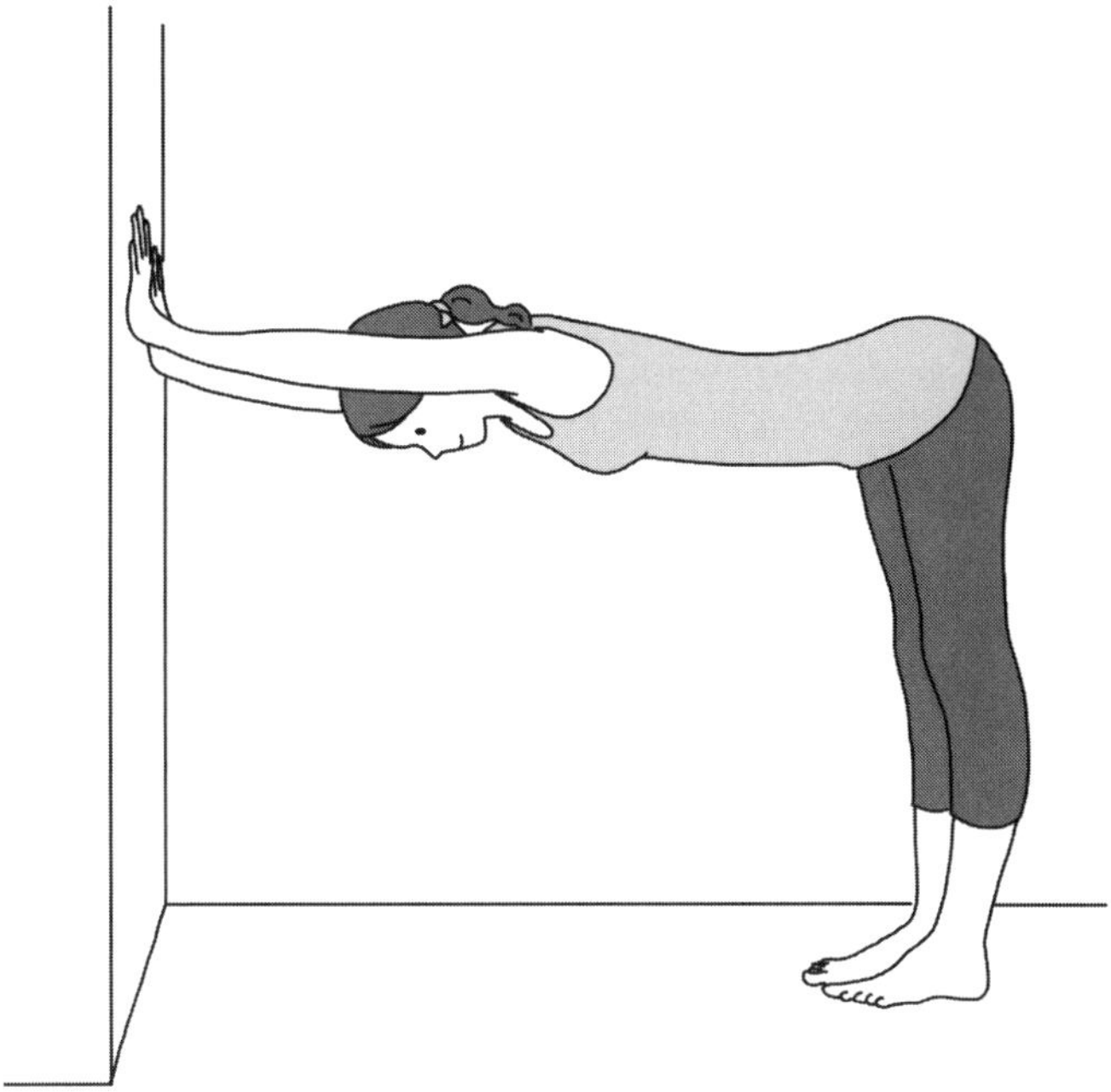

脚は肩幅くらい。壁に向かって両手を上げて立ちます。
脚のつけ根から折りたたむように90度に前傾。背中を
気持ちよくそらし、ふくらはぎをよく伸ばしましょう。
かかとを上げ下げすると、負荷が高まります。これを10回
繰り返せば血行は良くなります。

《ストレスをそのままにしていませんか？》

どんなに健康に気を配ってもストレスで血液はドロドロになる

世の中には、様々な健康法がありますが、健康に気を配っても、過度なストレスがあれば、体に大きな負担がかかることは、すでにご存知ですね？

ストレスは動脈硬化を進行させる原因のひとつと言われています。

ストレスを受けると、副腎皮質ホルモンが盛んにつくられるようになります。これによってコレステロール濃度が高まり、血糖値が上昇し、さらに血液も濃くなって（いわゆるドロドロ血）、動脈硬化による病気も起こりやすくなるのです。

たとえば、労働者218人を調べたある調査では、景気の悪化で失業に直面している場合は血圧が高くなり、景気が回復して失業の心配がなくなると血圧が正常に戻りました。

健康の基本になるもののひとつが「免疫力」ですが、中でもとくに重要な役割を担っているのが、ＮＫ（ナチュラルキラー）細胞です。

この細胞は、ウイルス感染や細胞の悪性化（癌化）など、体内に異常な細胞が発生した際に、異常細胞から体を守る働きをしてくれます。ところが、このＮＫ細胞も、ストレスにさらされると、働きが悪くなるのです。

ＮＫ細胞の働きは、血液検査で「ＮＫ活性」を測定することでわかります。

ちなみに、私の患者さんの中でＮＫ活性が一番高かった職業は何だと思いますか？

スポーツ選手でしょうか？　お笑い芸人？

たしかに、これらの仕事は、自分の好きなことを仕事にしているという感じがするためストレスは少なさそうですが、「成績」や「人気」であからさまに評価される仕事なので、意外とストレスは多いのではないでしょうか。

ＮＫ活性が高かった職業というのは、なんと「お坊さん」なのです。

ストレスがないというわけではなく、どちらかというとストレスに負けない心を修行で鍛えているということなのでしょう。

まったくストレスのない生活は不可能ですから、お坊さんのようにストレスとうまく付き合う術を身につけることが、大事なのではないでしょうか。

まず、自分が何にストレスを感じるかを、観察したり、書き出してみたりしてみましょう。

そして、そのストレスを軽減する方法を考えるのです。

ストレスは、見て見ぬふりをしても、体の細胞はちゃんと反応していることを忘れないようにしましょう。

《笑っていますか？》

毎朝、笑うだけで免疫力は高まる

わかりやすいストレスを抱えていなくても、人間は誰しも不安感をもって生きているものです。

不安感もストレスの一部です。この不安感というものは、なければないほうがいいのですが、なかなかなくせるものではありません。ですが、その不安感を分析すると、漠然とした遠い未来の不安であることが多いのではないでしょうか？

診察中、よく聞かれる不安はこうです。

「先生、私は脳梗塞になりませんよね？」

「私はボケてしまうのではないでしょうか？」

たしかに、未来を知りたいというのは人間の性《さが》です。

私も不明確な未来に対して不安になることがあります。でも、当たり前の話ですが、明日のことは誰にもわかりません。

そんな人生の不安に直面してさえ、インド建国の父マハトマ・ガンジーはこう言っています。

「明日、死ぬかのように生きなさい。永遠に生きるかのように学びなさい」

わからないことに不安を感じてビクビクするよりも、「今」できることをしよう、ということでしょう。

未来がわからない私たちにできるのは、今日という日を充実させることだけなのです。

それでは、具体的にはどうするか？

私が実践しているのは、朝起きて、鏡の前でニコッと笑うことです。

人間は、楽しいから笑うのではなく、笑うから楽しい生き物なのです。

口角を上げると、大脳の「報酬系」という快感をつかさどる神経が活性化され、自然に楽しく前向きな気持ちになってくるのです。

また、楽しい気持ちになると、免疫力を高めるNK細胞が活性化します。

次に挙げるのは元プロテニス選手であり、現在はスポーツキャスターとして活躍している松岡修造さんの言葉です。

「病気をしてから覚えた僕流の治療法は、笑うことです。退院してすぐは、ほんの1分ボールを打っただけでヘトヘトになりましたが、それでもとにかく笑うようにしていると、不思議と段々疲れなくなっていきました。笑いが免疫系にプラスに作用したのだと思います」

笑うことで、心までも引っ張られて前向きになり、やがて免疫力も高まるということです。

まずは、笑顔で一日のスタートを切ってみることからはじめましょう。

《本当に健康になれるの？　と疑うあなたへ》

あなたはすでに健康です

ここだけの話、この本を手にした瞬間、あなたは健康です。

私は、よく健康に関しての講演をするのですが、一生懸命聞いてくださる人たちが多いことに驚かされます。やはり、健康に関する話というのは、みなさんにとって興味深いということなのでしょう。

「先生の講演を楽しみにしています」と外来診察で話しかけてくれる患者さんは、みんな健康的でいきいきとしています。

それだけではなく、脳梗塞の後遺症で手足が不自由な人も、笑顔で車椅子に乗って講演に来てくださいます。

そんな中、私はある法則を見つけました。

どのようなものでもいいのですが、健康講座に参加したり、参加できなかったとしても、その健康講座の存在を知っていたという人は、これからも健康である可能性がかなり高いのです。

それはなぜでしょうか？

私たちの脳は、ありとあらゆる情報にさらされています。その中で、私たちは興味があるものは必要なものとして記憶に残し、興味がないものは不必要なものとして切り捨てます。

しかも、意識的に必要なもの、不必要なものを選別しているだけではなく、無意識でも情報の取捨選択をしています。

たとえば、自分が青い洋服を買ったときは、急に周りの青い洋服の人に気づきませんか？

あるいは、デジタル時計の数字が、自分の誕生日と同じ並びだったり、ゾロ目だったりすることが多いと思ったことはありませんか？

これは、別に青い洋服の人が急に増えたとか、デジタル時計の数字に偏りがあるわけではなく、単に思い入れのある色や数字を覚えていてそれが印象に残るということなのです。

すなわち、**健康講座に参加したり、健康や医療に関する本を書店で手にするということは、すでに頭の中の健康スイッチがオンになっていて、健康情報が頭に入ってきやすい状態**ということになります。

ですから、たとえこの本を読破できなくても、手にした瞬間、頭の中の「健康スイッチ」が入ったも同然なので、あなたはさらに健康的になることでしょう。

そして、自分だけではなく、家族やパートナーや友達の頭の「健康スイッチ」を入れるためにも、この本で知ったことを伝えてほしいと思います。

習慣3

容姿に気を配る

「見た目が若い人は長生き」。それが、現役の脳神経外科医として、毎月１５００人以上を診察している私が、日々実感することです。私が言う、「見た目が若い人」の特徴とは、「肌ツヤがいい」「太りすぎていない」、この２つです。容姿に気を遣う緊張感が、人生にハリを与えていると言っていいでしょう。

《見た目が若い人は長生きか？》

容姿に気を配りはじめると体年齢も若くなる

日々の外来診療をしていると、いつも思うことがあります。

それは、「患者さんは医者の言うことを聞いてくれない」ということです。もちろん、健康意識が高く自己管理できる人もいるのですが、大多数の人が、

「高血圧気味だから、少し薄味にしましょう」

「血糖値が高いので、運動をしてみましょう」

と言われても、

「はい、わかりました」

のひと言で、終わってしまいます。

「習慣1」でお話ししたように、明確な人生の目的がない限り、染みついた悪い生活習慣は、なかなか変えることができません。血糖値が高くても、血圧が高くても、初期の患者さんは痛くも痒《かゆ》くもないので、こうした忠告は他人事《ひとごと》にしかすぎないからです。

私は医者ですから、高血圧を放置しておくと脳出血という病気になりやすいとか、血糖値が高いまま放置しておくと、将来、腎臓が壊れて透析治療になってしまうという健康予想ができるのですが、普段、医療に従事されていない患者さんたちが未来の病苦を実感できないのは当たり前です。

そこで、私は考えました。どうしたら、患者さんが真剣に自分の健康について、「自分事」として考えてくれるかということを。

ある日の診察中、高血圧の患者Aさん（女性）に、こう聞いてみました。

「Aさん、10年前の体重は何kgだったんですか？」

「それが出産後、太ってしまって。それから体重が10kg以上増えたままなんです」

「それなら、前の体重に戻ったら、今以上に綺麗になって、自慢のお母さんになれますね」

するとどうでしょう。1～2ヵ月後の外来診療日、Aさんは3kgの減量に成功して、外見も若々しくなっていました。その際に血液検査をしてみると、血糖値の指標である「$\mathrm{HbA_{1C}}$《ヘモグロビンエーワンシー》」が、6・8から6・5に改善していました。

Aさんに話を聞くと、「自慢のお母さんになるために、なるべく歩くようにした」「食べすぎないように注意した」ということでした。

つまり、多くの患者さんにとっては、血圧の数字であるとか、血糖値の数字は、まったく健康管理意識に響かないということ。ですが、**人は自分の見た目に関してなら、何とかしようと努力する**ということがわかったのです。

そこで、ある法則を見つけました。**見た目を健康的に維持できれば、体の内側の健康も取り戻せるということを。**

男性よりも女性のほうが長生きなのは、もしかしたら、メイクなどで鏡を見る時間が長いからかもしれません。

女性はちょくちょく鏡を見るので、太りすぎや、老化、肌荒れなど、自分の変化に気づきやすいのでしょう。

そうやって毎日鏡をのぞき、外見をチェックすることで、体の中の変化に「気づく」ことは大切なことです。

ですから、健康と若さのためにも、毎日鏡をのぞいて、容姿に気を配ってほしいのです。

容姿が変われば体も心も変わります。

好循環のはじまりです。

《見た目くずれていませんか？》

若く美しい人の基準は「体型」「肌質」で決まる

ところで、年齢よりも若く美しいと思える人は、何が違うのでしょうか。

私たちの容姿の若々しさや美しさは、次の方程式で成り立ちます。

「容姿＝体型×肌質」

若々しさと美しさは、体型と肌質で決まります。見た目がくずれてくると、老化が急速に進んだように見えます。中年太りの人を想像してみてください。実年齢よりも、老けて見えませんか？　逆に、スマートな人は、若々しく見えるでしょう。

また、肌にシミ、シワがなく、ツヤとハリのある肌質の人も、若々しく見えるもの

体型維持と素肌の健康を意識している「容姿管理」を心がけている人は若々しく見えるものです。体も心も健康な人が多いのも特徴です。

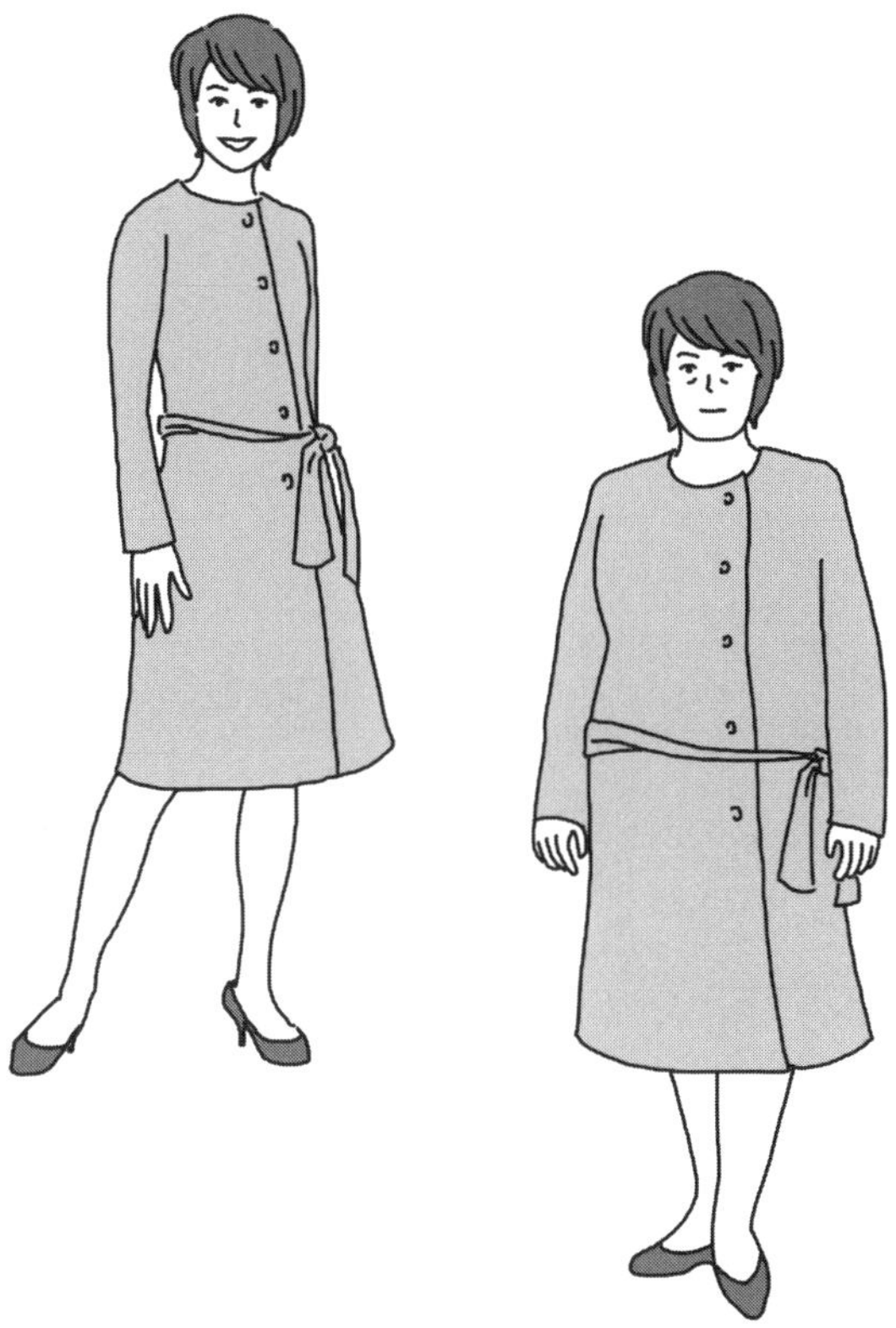

太りすぎや肌トラブルを放置している人は、実年齢より老けて見えるとともに、体や心に何らかのトラブルを抱えている場合が多いのです。

です。

容姿のくずれは、心の部分も大きく関係しています。見た目がくずれはじめたら、心に問題がないか点検してみましょう。

また、人は自分の容姿のくずれにストレスを感じる生き物です。肌が荒れたり太ったり、加齢による老化を感じると、そのストレスから血行が悪くなったり、免疫力が低下したり、人間関係もおっくうになったり、悪循環を引き起こします。

逆に、容姿に自信がつくと気分が良くなり、外交的になるものです。容姿への自信は、内面の充実にもつながるというわけです。

日ごろから「容姿管理」を心がけることは大切です。

ですから、鏡を1枚用意してください。全身が映る姿見が望ましいでしょう。

用意ができたら、鏡の前に立って、全身をくまなく眺めてください。

そして、以下に挙げた項目の中で、該当するものがあれば、□にチェックを入れてください。

【顔の肌について】

□ニキビ（吹き出物）がある
□シミがある
□肌ツヤが悪く、くすんでいる
□肌のキメが粗《あら》く、毛穴が目立つ
□肌にハリがない。シワが目立つ
□肌がかさついている。アトピー肌である

【体型について】

□ここ数年で丸くなってきた

□最近、ウエスト回りだけに肉がついてきた
□きちんと食べているのに、急激に瘦せてきた

一見、美容維持のためのチェックリストに見えるかもしれませんが、そうではありません。実をいうと、これらは私が毎朝行っている健康チェック法です。できれば姿見は、風呂場の脱衣所にあるとベスト。裸の自分に目をそらさず、全身を鏡に映してみるのです。

ひとつでもチェックがついたら、私はその点を解消すべく徹底的に体調管理を行います。なぜなら、**鏡の中には、未来の不調がくっきりと映し出されていて、それに対処することは、病気を未然に防ぐことにつながるからです。**

そもそも、健康に何の問題もない人は、肌が荒れたり、急に体型が崩れたりはしません。そうしたトラブルは、これから発症する病気の予兆である可能性が高いのです。ですから、「肌が衰えるのも、太るのも、単なる老化でしょ」などと、軽く考え

てはいけません。

容姿から今の自分の健康状態をしっかりと認識し、問題点を見つけることが重要です。

容姿を決めるのは、体型と肌質。この２つを健康的に維持するために、具体的な話をさせていただきます。

《肌がくすんでいるなと思ったら》

血行不良を改善

軽い運動や入浴、睡眠を

顔色が悪く、肌がくすんだ感じがする場合、疲労や寝不足、冷え、ストレスによる血行不良が考えられます。

肌の状態を改善するためには、まず、皮膚の構造を理解することが重要です。

私たちの肌は、３つの層に分かれています。

表面から、「表皮」「真皮」「皮下組織」です。そしてそれぞれの層には、肌質を決める細胞があります。

「表皮」には「胚芽細胞」があり、「真皮」と「皮下組織」には「線維芽細胞」があります。

胚芽細胞が活発に働けば表皮がツヤツヤと若々しくなり、線維芽細胞が活発に働けば皮下組織が充満してハリと弾力が出てきます。

肌を構成している細胞を活性化するためには、まず、皮膚の血流を維持することが大事です。真皮の表と裏に張り巡らされている毛細血管が、肌の細胞に酸素や栄養分を運んでくるからです。

たとえば、風邪をひいたときに肌の調子が悪くなったことはありませんか？

私たちの体に流れる血流は一定なので、喉風邪をひいてしまうと喉の炎症を治すために喉への血流が増え、その分皮膚への血流が減ります。そのため肌の調子が悪くなるのです。

つまり、**血流をよくすることが、美肌の基礎**になるというわけです。

肌がくすんでいるときは、軽い運動や、入浴、睡眠などで血流を促しましょう。

《加齢で肌がくすむ理由とは？》

20歳の表皮は28日前のもの 40歳の表皮は40日前のもの

くすみの原因は、様々な要因から、肌の新陳代謝（ターンオーバー）が遅くなることにもあります。

肌の表面を覆っているのは、「角質」と呼ばれる胚芽細胞が分裂して古くなったタンパク質です。

角質は最終的に「垢」となって剝がれ落ちますが、新しい胚芽細胞が生まれて表面に押し上げられ、タンパク質化して、角質層になるまでの時間をターンオーバータイムと言います。

このターンオーバータイムは、20歳の頃は約28日周期ですが、年齢とともに長くなっていき、40歳を超えると40日周期となります。

つまり、20歳の表皮は28日前のものですが、40歳ではそれが40日前のもの。だから、年齢を重ねると、肌がくすんだように見えるのです。

表皮を溶かしてターンオーバーを促進するピーリング化粧品などを使用すると、くすみを取り除くことができますが、それでもくすみが改善しない場合は、冷えや肩こり、睡眠不足などで血行が悪くなっていることが考えられます。

新陳代謝を促進する方法

加齢とともに遅くなるターンオーバー。

さらに、血行が悪くなると、肌に栄養や酸素がうまく行き渡らなくなり、ターンオーバーがより遅くなることもあります。

こうした場合は、**運動や半身浴などで血行を良くしましょう**。そうすれば、ターンオーバータイムが促進され、徐々に肌に透明感が戻ってきます。

また、血液循環をよくする「ビタミンB群」も効果的なので、これらが多く含まれる**納豆・胚芽米・卵・レバー・うなぎなどを食べる**ように心がけましょう。

同時に、肌の新陳代謝を活発にするために必要な「ビタミンA」や、体内でビタミンAに変換される植物性の「β《ベータ》カロチン（カロテン）」の摂取もおすすめです。ビタミンAを多く含む、**レバー・うなぎ・チーズ・納豆・卵**、βカロチンを多く含む、**ニンジン・パセリ・小松菜・ホウレンソウ**を積極的に食べるように心がけましょう。

ターンオーバータイムをさらに促進するには、**オメガ3系のEPAの油を多く含む青魚や、EPAのサプリメントも有効**なので、美肌のためにはこちらも利用してみてください。プラセンタ（胎盤エキス）も有効です。

毛穴が目立つときは

キメが粗く、毛穴が目立つ肌に不足しているのは、角質タンパクの充実度です。この充実度を高めてくれるのが、角質層の「グリシン」です。

グリシンは、**鮭の皮・ゼラチン・エビ・ホタテ**などの動物性タンパク質のコラーゲンに多く含まれているアミノ酸の一種で、肌のハリと弾力を保つ働きをします。

このグリシンを摂取して、毛細血管で角質層まで運べば、私たちの肌はツルツルのなめらか肌になります。

逆に言えば、キメが粗く、毛穴が目立つ肌の原因としては、グリシンの不足に加え、血行不良が考えられます。

ですから、グリシンを含む食品やサプリメントを摂取しつつ、半身浴や運動を行って、血行不良を解消するのが効果的です。

また、血液循環をよくする「ビタミンB群」を多く含む胚芽米・うなぎ・卵・納豆・レバー・牛乳や、ＥＰＡのサプリメントなども積極的に摂るようにしましょう。

モチモチ肌を保つには

ハリのあるモチモチ肌は、皮下組織にコラーゲン、コンドロイチン、ヒアルロン酸がたっぷりあることで維持されています。

これらの成分は、皮下組織にある線維芽細胞がつくります。線維芽細胞の活性度が高ければ、コラーゲンなどを大量に製造することができるのですが、加齢とともに線維芽細胞の活性度は低下していきます。

繊維芽細胞を活性化するものに「ヒト成長ホルモン」があります。私たちの脳下垂体から分泌されるヒト成長ホルモンの量は年齢とともに低下しますが、成人であってもぐっすりと熟睡することで分泌されますから、深い睡眠をとれるように心がける必要があります。

逆に言うと、ハリのない肌をしている人は、睡眠不足であることが多いのです。

ハリを取り戻すには、睡眠不足の解消に加え、コラーゲンのもとになるアミノ酸とビタミンCを血流に乗せて線維芽細胞に与えることが重要なので、アミノ酸を多く含む**肉・魚・大豆などのタンパク質とともに、ビタミンCのサプリメント**などを摂るとよいでしょう。

血行をよくするＥＰＡもおすすめです。

乾燥肌を治すには

なめらか肌をつくる決め手は「セラミド」です。

セラミドとは、角質層の隙間を埋める「細胞間脂質」の主成分で、空気の乾燥から肌をバリアする保湿機能があります。

角質層のセラミドが豊富であるならば皮膚はキメ細やかになります。アトピー性皮膚炎の人は、セラミドが極端に少ない状態だと思ってください。

セラミドは、タンパク質の一種である「セリン」を、肌の胚芽細胞が取り込んで合成します。セリンは米ぬかなどに多く含まれている成分で、サプリメントで摂取するのが効果的です。

また、セラミド配合と書かれた保湿剤や美容液を使ってみるとよいでしょう。

セラミド配合の保湿剤を選ぶポイントは、人間の肌の角質層にあるセラミドと同じ化学構造をもつヒト型セラミドを選ぶこと。

植物性セラミドは保湿力がヒト型セラミドより劣ります。

そしてサラッとした水溶性のものより、どろっとしたクリーム状のほうが、セラミド含有量が多いのでおすすめです。

また、なめらかな美肌になるためには、皮膚表面の脂がサラサラしていることも大切です。これに有効な、質の良い魚の脂であるＥＰＡを摂取するのがおすすめです。

シミが増えたと思ったら

加齢とともに現れるシミは「老人性色素斑」と呼ばれ、日光を浴びやすい部分にできます。

日焼けして肌が黒くなる仕組みは、メラニン細胞が日光に当たると活性化して、メラニン色素を放出し、肌の色を黒くします。肌が黒くなるのは、肌を有害な紫外線から守るために必要な、生体反応のひとつなのです。

通常はターンオーバーにより、もとの肌色に戻ります。しかし、40歳前後になるとターンオーバーの滞りにより、メラニン色素が沈着してシミになるのです。

シミのない美肌を目指すなら、これからは季節を問わず日焼けは禁物。

さっそく今日から日傘や日焼け止めなどで、日焼け対策をしましょう。

また、**サングラスも日焼け止め効果がある**という研究もあります。

日本人は黒目の人が多いので、あまり眩《まぶ》しさを感じず、サングラスを使用しませんが、目に入る紫外線でメラニン細胞が活性化する可能性が指摘されていますので、積極的に使用することをおすすめします。

もしシミができてしまったら、メラニン色素を減少させるハイドロキノンクリームや、皮膚の再生を促すレチノイン酸クリームを皮膚科で処方してもらいましょう。

欧米では、「ヘリオケア」という「飲む日焼け止め」が人気です。シダ植物（PolypodiumLeucotomos）から抽出されたFernblock®という主成分の有効性が世界中の皮膚科学会で認められており、年間を通して服用することで、体の内側から紫外線によるメラニン生成やＤＮＡ損傷を防ぎ、シミだけでなく、シワの予防にもつながるそうです。

気になる人は、使ってみるとよいでしょう。

《喫煙者に肌荒れが多い理由》
タバコ一本で肌再生に必要なビタミンCは破壊される

皮膚の状態を最善に保つためには、どうしても皮膚の血流を保つことが必要です。そのためには、皮膚の血流を悪化させるタバコをやめることは絶対条件。タバコの有害成分であるニコチンは毛細血管の血流を悪化させ、くすみや乾燥のトラブルを引き起こします。

また、タバコ一本で、肌の再生に必要なビタミンC25～100mgが破壊されるため、皮膚の再生が滞ります。

タバコを吸う女性は吸わない女性に比べて5歳以上も肌が老化しているというデー

タもありますので、まずは禁煙することが美肌への第一歩です。

パートナーが吸っているタバコの煙も、毛穴の汚れや肌の黒ずみ、肌荒れの原因となるので、「私はあなたのために、いつまでも若々しくいたい」と伝えて、禁煙をお願いしてみましょう。

《何をやっても肌が荒れてしまうとき》
内臓、とくに腸の働きが弱っていませんか？

便秘で肌が荒れたという経験をした人も少なくないでしょう。

腸の中に便が長期間留まっていると、腸の中で腐敗が進んで、徐々に血液中に発癌物質やアンモニア、硫化水素などの有害な物質が増加します。

その結果、血液とともに有害物質まで体内をめぐることになり、肌の免疫力が低下して、肌トラブルが起こります。

また、体によい栄養を摂取しても、腸に問題があり、体の各器官にうまく届けられないのでは意味がありません。

そこで見直したいのが、排便・排尿習慣です。

定期的な排便や排尿があることが、腸の働きを正常化し、健康で若々しい血管と容姿を維持することにつながります。

便秘や下痢などの症状が続く人は、食物繊維を多めに摂るなどして症状を改善する必要がありますし、排尿に問題がある人もこまめに水分を摂ったりするなど注意が必要です。

毎日の食事内容、生活習慣を見直してみましょう。

《白髪予防はできるのか？》
白髪予防は髪の分け目を変えること

年齢を重ねると目立ってくるのが、髪の毛の問題。

「若いときはあんなにフサフサだったのに」「白髪が目立って、一気に老けて見える」というような、とくに色合いと毛髪量が悩みの種になります。

白髪については、長年、そのメカニズムについては謎でしたが、東京医科歯科大学の西村教授らの研究により徐々に解明されてきています。

髪の毛はもともと白く、根元にあるメラニン色素の多い少ないで、黒髪や金髪などが決まります。そのメラニン色素をつくる色素細胞が働かなくなると私たちは白髪になります。

なぜ、色素細胞が働かなくなるのか不明だったのですが、２０１１年に西村教授らが「17型コラーゲン」が大きく関係していると明らかにしています。

しかしながら、この「17型コラーゲン」を増やす方法は、まだ明らかになっていないのですが、今後の研究により、飲み薬や塗り薬で白髪を予防できたり、白髪が改善されるようになるかもしれません。

現在のところ、白髪の原因は、紫外線やストレスや食習慣が挙げられています。とくに、**紫外線は、細胞の老化の原因となりますので、日傘をさしたり、帽子をかぶったり、紫外線が当たりやすい髪の分け目を変えたりすることが有用**です。

もし、白髪を見つけたらどうすればよいか？　一番良くないのは、抜くこと。毛穴からは1～3本ほど毛髪が出ているのですが、抜いてしまうと毛根が傷つき、同じ毛穴の黒かった毛にまで影響が及んでしまいます。白髪の処理で正解は、根元で切ることです。

《髪の毛が薄くなってきたら》
薄毛には睡眠と良質なタンパク質、海藻を

１９９８年から２００８年まで毛髪関連事業のアデランスが調べた調査結果によると、日本では約１／４以上の男性が薄毛で悩んでいるそうです。

薄毛は男性だけの問題ではありません。実は、女性でも悩んでいる人が多いのです。

男性の薄毛の原因は、遺伝や男性ホルモンの影響です。男性型脱毛の多くは、脱毛部にジヒドロテストステロンが高濃度に見られることがわかっており、これが髪の毛が太く長く成長する前に抜けてしまう原因と考えられています。

ジヒドロテストステロンを抑える薬が、ノコギリヤシの成分から開発されたフィナステリド（商品名：プロペシア）です。一日に1㎎を内服します。保険適用外なので、一ヵ月で薬代7500円＋診察料がかかります。この薬は男性用ですので女性や子どもは使用しないでください。

しかし、毛が抜ける病気は、他にもあるので、まずは、恥ずかしがらずに、薄毛治療専門のクリニックを受診し診断を受けましょう。

女性の場合は、薄毛に対して有効な内服薬はまだないので、生活習慣の乱れをまずは改善することが大切です。ストレスや不摂生な食事、タバコも薄毛の原因になります。

薄毛対策としては、男性も女性も、**十分な睡眠をとること、肉や魚など良質なタンパク質やミネラルを多く含む海藻を積極的に摂ること、そして禁煙が効果的です。**

抜け毛を防ぐシャンプー方法

シャンプーの方法を見直すことも、薄毛対策には有効です。

シャンプーでは、汚れを落とすだけでなく、頭皮をマッサージし、血行をよくしましょう。

シャンプー剤は低刺激の「アミノ酸系シャンプー剤」を使用し、次のことに注意しながら洗髪を行いましょう。

①髪の毛を洗う前に、目の粗いブラシで髪をよく梳《と》かしてホコリを落としておく。
②シャンプー剤をつける前に、2分間、髪と頭皮をお湯で流す。これで、ヘアワックスなどの髪の汚れが7割程度落ちます。
③シャンプー剤は、ポンプ式なら1プッシュでOK。手でよく泡立ててから頭につ

け、髪の毛を洗うというよりも頭皮を洗うというイメージで、両手の指の腹を使って、円を描くように頭皮をやさしく揉むようにして洗います。爪は立てずに指の腹で頭皮をマッサージしましょう。後頭部から前頭部まで手を動かしたら、今度は側頭部から頭頂部に向けて洗いましょう。約4～6分続けます。シャンプーブラシを両手で使ってもいいでしょう。

④すすぎは十分に。シャンプー剤は意外に落ちにくいので、2分以上はお湯で流しましょう。このときも頭皮をマッサージすることを意識して。

⑤トリートメント類は、地肌につけるのではなく、髪の毛につけましょう。

⑥タオルで叩くように髪の水分を取り、ドライヤーで乾かす。頭皮が熱すぎないように、温風の温度に注意しましょう。乾きが十分ではないと、細菌が繁殖しやすかったり、髪の毛が切れたりしやすくなります。

シャンプーにここまで時間をかけると、水道代が気になるという人もいるでしょう。

私の場合は、水の使用量を半分以上減らせる「節水シャワーヘッド」を使っています。水道水のカルキを除去する機能がついたものなどもあるので、インターネットなどで探してみるとよいでしょう。

習慣4

小さい不調も放置しない

「人生の目的」を達成するためにも、日ごろの不定愁訴、肥満などは、なるべく取り除くことをおすすめします。また、慢性化している頭痛など体の痛みは、大病のサインかもしれません。日ごろの生活習慣に気を配り、あなたが陥りがちな不調を予防することが、何よりも大切です。

《なぜメタボはいけないのか？》

メタボは動脈硬化のはじまり

加齢とともに基礎代謝量が落ちていく私たち。若い頃と同じペースで食べすぎたり、飲みすぎたり、運動不足が続いていれば、たちまち中年太りになります。

２００８年にはじまった特定健康診査、通称「メタボ健診」は、近年増えてきた「メタボリックシンドローム（内臓脂肪症候群）」を早期発見するための診査です。具体的には、糖尿病・心筋梗塞・脳卒中の前段階となる状態を見つけます。

ウエスト周囲を計測し、男性であれば85㎝以上、女性であれば90㎝以上ある人は、健康診断で次の結果をチェックしてみましょう。

①空腹時の血液検査で中性脂肪（トリグリセライド）値が１５０㎎／dL以上、または

善玉コレステロールであるＨＤＬ－コレステロール値が40mg／dL未満
②収縮期血圧１３０㎜Hg以上または拡張期血圧85㎜Hg以上
③空腹時血糖値１１０mg／dL以上

この３項目のうち、２つ以上を満たす場合は、メタボリックシンドロームと診断されます。

肥満傾向の人は、高血圧や脂質異常（高脂血症）などがありがちです。これらの症状はすべて「動脈硬化」を悪化させ、最終的に糖尿病・心筋梗塞・脳卒中を引き起こします。

そもそも動脈硬化とは何なのか？

私たちの体の隅々まで酸素と栄養を届ける血液の通り道である血管。総距離は10万kmで、なんと地球2周半分。

血管には「動脈」と「静脈」の2種類があります。

心臓から全身に送られる血液が通る血管を「動脈」と言います。動脈の血管壁は厚く弾力があります。いわゆる「血圧」は、この動脈内の圧力を測定したものです。

一方、全身から心臓に戻ってくる血液が通る血管を「静脈」と言い、こちらの壁は動脈に比べて薄い構造になっています。一般的な「血液検査」のときに、注射を刺すところがこの「静脈」です。

私たちの動脈は、若いときには、購入したてのホースのように、プヨプヨと弾力に富み柔軟性があります。

それが、**年齢を重ね、生活習慣の乱れや喫煙などが続くと、庭先に放置したホースのように弾力がなくなり硬くなります**。こうなると、動脈が詰まったり裂けたりして、様々な病気を引き起こすのです。

これを「動脈硬化」と表現しますが、ひと言で言えば血管の老化のことです。

動脈硬化は、血管の内側を裏打ちしている「内皮細胞」にストレスがかかり、傷つくことからはじまります。早い人で30代、普通は40代くらいから動脈硬化は見られます。

内皮細胞は、血液の流れをスムーズにしてくれる重要な役割をもつ細胞ですが、高血圧や血糖値が高いと、徐々にこの細胞にストレスがかかり、お粥のような柔らかい沈着物が付着します。それが血管内に溜まっていくことで、血管の内膜はどんどん厚くなり、内腔が狭くなってきます。

こうなると、スムーズだった血液の流れが乱れ、乱流が生じます。異変を感じた血管内の細胞は、怪我をしたときのようにかさぶたをつくろうとして、血栓をつくってしまいます。

血栓で心臓の血管が詰まれば「心筋梗塞」と呼ばれ、急に胸が痛くなります。脳の血管が詰まれば「脳梗塞」と呼ばれ、手足が動かしにくくなり言葉も出にくい症状が出ます。こうなってはじめて私たちは動脈硬化を自覚するのです。

すなわち、メタボ健診で医者が言う「血圧を下げましょう」は「血圧を下げることによって、血管内皮細胞のダメージが少なくなりますから、動脈硬化を予防できます」の略なのです。

私たちが動脈硬化を、自覚することはほとんどありません。ですが、知らず知らずのうちに動脈硬化は進行しています。

知り合いや近い関係の人で、突然、心筋梗塞や脳梗塞になった人がいると思いますが、これらの病気は、10〜20年前から動脈硬化が進行してきた結果です。

血管の老化である動脈硬化を防ぐためには、肥満やストレスを解消し、生活習慣を改め、血管内皮細胞にストレスをかけないことが重要です。

【メタボを予防する生活習慣】

①食べすぎない（腹八分目）
②適度な運動
③ストレスを溜めない
④喫煙やアルコールの過剰摂取は控える

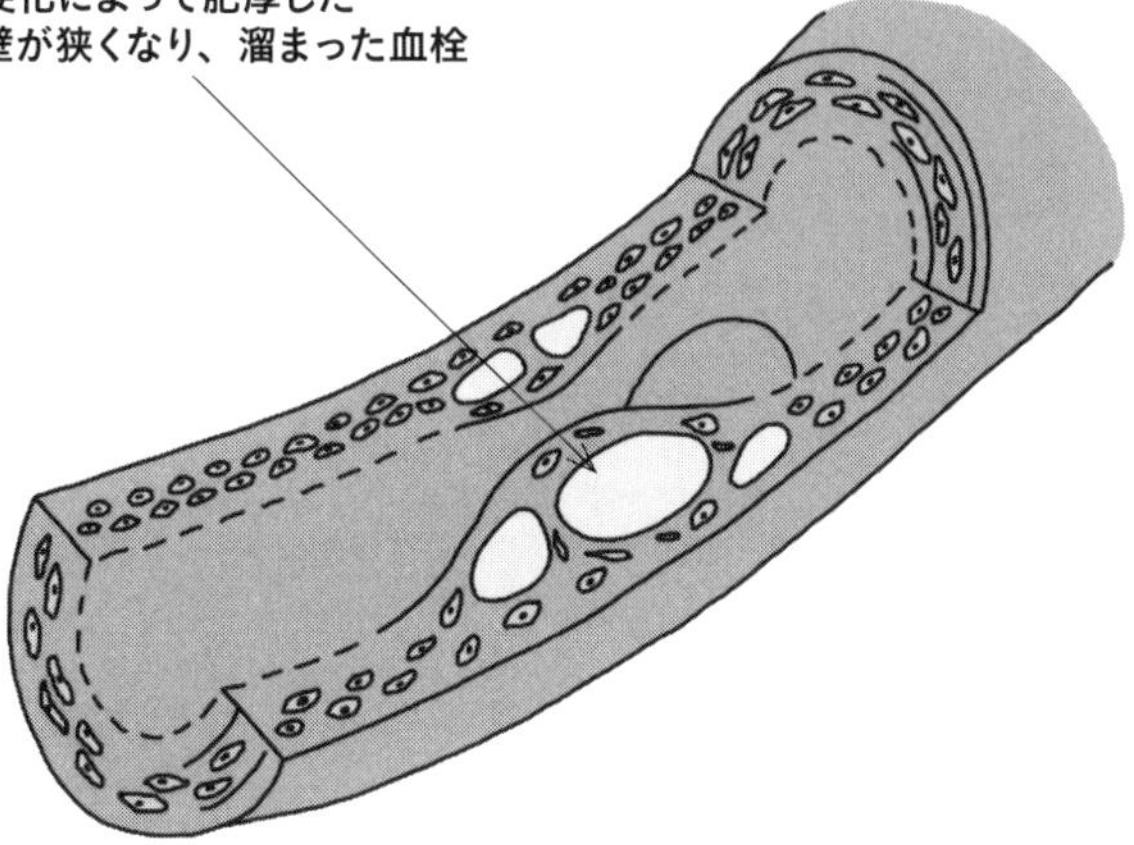
動脈硬化によって肥厚した
血管壁が狭くなり、溜まった血栓

動脈硬化とは、庭先に放置したホースのように血管が弾力がなくなり、硬くなってやがて詰まったり裂けたりすることです。

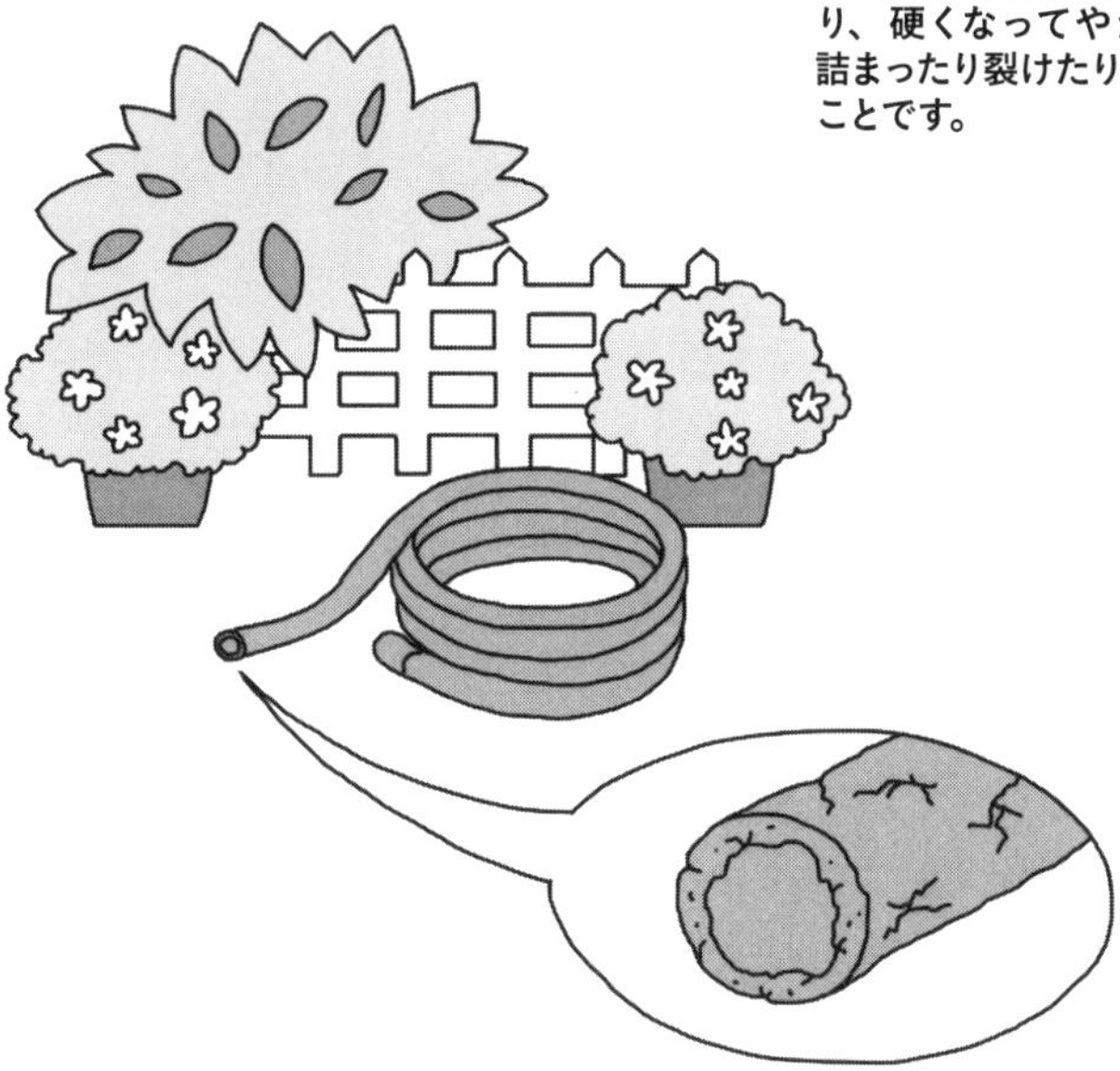

メタボから抜け出す方法

1kg減量するためには、約7000kcalを消費する必要があります。

もし10kgの減量を目標とするなら、7万kcal分を消費するか、摂取を控えねばならない計算です。

まず、単純計算で一日ご飯茶碗一杯分（150～200kcal）を減らす生活を一ヵ月続ければ、約1kg減量できます。

また、これに一ヵ月間毎日8000～1万歩（消費カロリー200～250kcal）のウォーキングを加えると、プラス約1kgの減量を達成でき、1ヵ月合計2kg減量できます。これを半年間続けたら、10kgの減量も夢ではありません。

ムリのない範囲でスタートしてみましょう。

もし減量目標が一ヵ月で2kgなら？
(2kg＝14,000kcal)

目標：一日約450kcal減らす

減量＋運動でバランスよくダイエット！

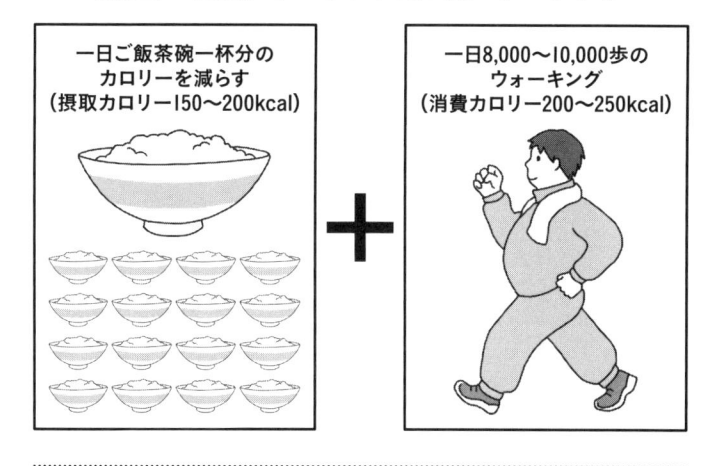

一日ご飯茶碗一杯分の
カロリーを減らす
（摂取カロリー150〜200kcal）

＋

一日8,000〜10,000歩の
ウォーキング
（消費カロリー200〜250kcal）

10kg減量が目標の人は半年続けてみましょう！

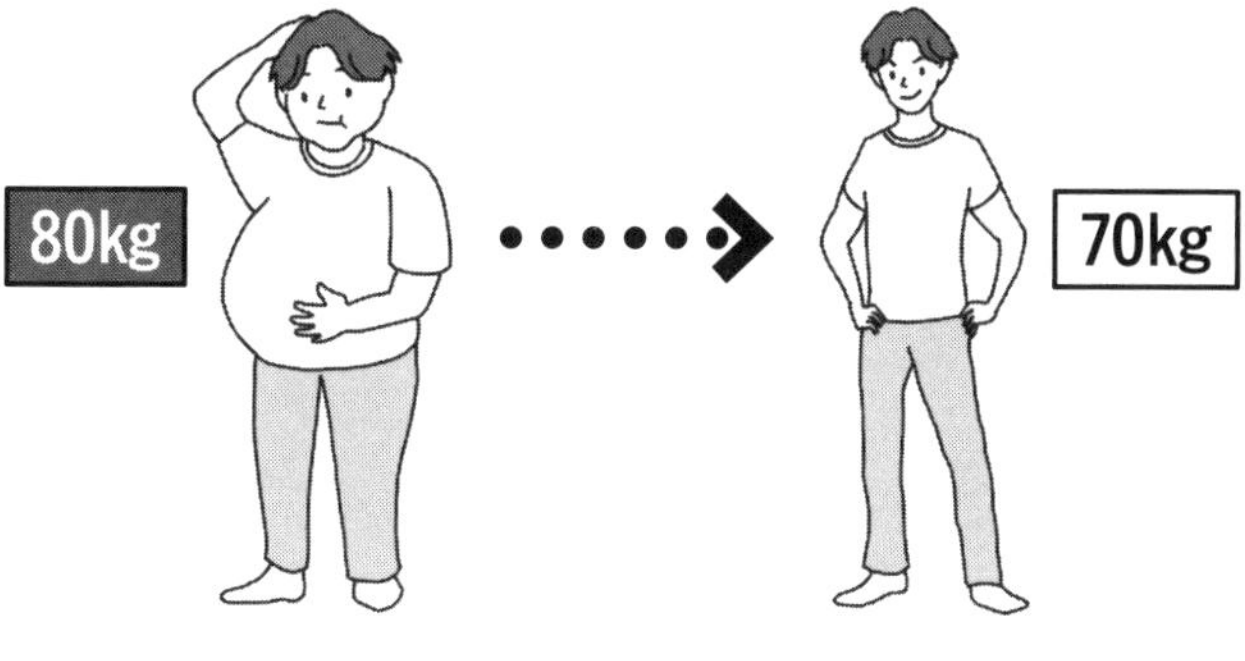

《眠れぬ夜が続く》

寿命を縮める不眠症は徹底的に改善

「眠れない」という症状は、成人の30パーセント以上が自覚していると言われ、日常生活に支障をきたすこともあります。

日本の成人の睡眠時間は6〜8時間未満の人がおよそ6割を占め、これが標準的な睡眠時間と考えられます。睡眠時間は日照時間が長い季節では短くなり、短い季節では長くなると言われています。

ただ、睡眠の目的は、翌日の生活を元気に過ごすためなので、日中の眠気がなければ短い睡眠時間でもいいのです。そうしたことを知らず、睡眠を長くとれないことが気持ちのうえでのストレスになると、結果的に血管内皮細胞を傷つけることになりかねません。

ありがちなのが、ベッドの中で「眠れなかったら、明日、仕事に支障が出るな」とか「今日も眠れなかったらどうしよう」という考えにとりつかれ、ますます眠れなくなるという悪循環に陥ること。

このような悪循環にハマったときは、潔く寝室を出ることが不眠改善のコツです。「横になっていれば、いつか眠くなるだろう」と考え、本を読んだり、テレビを見たり音楽を聞いたりすることは、脳を覚醒する行為なので、残念ながら全部逆効果。気にせず起きていれば、やがて眠くなってきます。

基本的には、毎日同じ時間帯に寝ていれば、体内時計のリズムが整って、翌日も同じ時間帯に眠くなるもの。体内時計のシステムに従えばいいのです。

長期的には、以下に沿って生活習慣を改善すれば、必ず眠れるようになりますから、根気よく取り組むようにしてください。

【不眠を改善する10の習慣】

①眠る時間を一定に。起きたらカーテンを開けて日光を浴びる
②休みの日でも同じ時間に起きる
③昼寝をするなら20分くらいまで
④お茶やコーヒーなどカフェイン飲料は、寝る4時間前まで
⑤寝る前に、熱すぎる温度の入浴は禁物。38〜40度のぬるま湯で
⑥入眠2時間前は、照明は暗めに
⑦PC、スマホやテレビゲームは、寝つきを悪くするので就寝前は避ける
⑧アルコールは眠りを浅くするので、寝酒は禁止
⑨忙しすぎて不安なときは、「やることリスト」を書いてから寝る
⑩食事やタバコは、寝る2時間前まで
（タバコに含まれるニコチンには覚醒作用があります）

睡眠薬は上手に使おう

翌日のためにどうしても眠らないといけないという場合は、上手に睡眠薬を利用しましょう。

眠るために寝酒をする人がいますが、これはあまりおすすめできません。アルコールは一時的に眠りやすくなりますが、眠りを浅くしてしまう効果があるので、熟睡感が得られないことがほとんどだからです。

どうしても眠りたいときは、アルコールよりも、適切に選んだ睡眠薬のほうが体に優しく、良い睡眠が得られます。

睡眠薬というと、大量服薬して自殺に利用される良くないイメージがありますが、現在、主流となっている睡眠薬は、大量服薬しても呼吸ができなくなることはほとんどありません。また、睡眠薬を短期間利用するのであれば、ほとんど依存性が生じることはありません。しかし、常用するのは厳禁です。

生活習慣が改善できれば、薬を使わずに眠ることができ、睡眠薬を中止することもできます。安全域が広くなった薬ですので、かかりつけ医と相談して、上手に利用して生活の質を向上させましょう。

不眠症には大きく分けて4種類あります。寝つきが悪い「入眠障害」、夜中に数回起きてしまう「中途覚醒」、予定の起床時間よりも早く起きてしまう「早朝覚醒」、ぐっすりと寝た気がしない「熟眠障害」です。

「入眠障害」には効きが早く作用時間が短いタイプの薬を、「中途覚醒」「早朝覚醒」にはじわっと長めに効くタイプの薬を、「熟眠障害」には不安感を取り除くタイプの薬が処方されることが一般的です。

睡眠薬は、寝床に入って、もう寝るというときに飲むのがポイント。薬を飲んだ後、いろいろな生活行動をしてしまうと、眠くなるタイミングを逃してしまいます。

また、アルコールと睡眠薬は、一緒に服用しないことが原則です。一緒に飲むと、フラつき、物忘れなど、おかしな行動をとってしまうこともあります。

夜中、トイレに何回も起きてしまう場合

「夜、トイレに何回も起きてしまって、眠れないことが多いんです」という人は少なくないでしょう。

そもそも尿が出やすくなるのはなぜでしょう？

膀胱は腎臓でつくった尿を溜める場所で、風船のように膨らみます。その膀胱の出口が尿道につながっていて、水道の蛇口のように尿を調整します。その調整をつかさどっているのが、男性では前立腺で、女性では骨盤底筋です。

私たちがトイレへ行く回数は、日中で5～7回、寝ている間にはトイレに行かないことがほとんどです。

日中8回以上トイレに行き、夜間も2回以上トイレのために起きるようなら、男性なら前立腺の病気、女性なら骨盤底筋の筋力低下の可能性があります。

女性の骨盤内には、子宮、膀胱、直腸などがあり、骨盤底筋群という筋肉で支えら

れています。そして、骨盤底筋は尿道が緩まないようにして、尿漏れを防いでくれています。

この骨盤底筋群の筋力が弱まると頻尿になるので、筋力を回復させることが治療の第一歩です。

【骨盤底筋群トレーニング】

①仰向けに寝て、足を肩幅に開き、両膝を軽く曲げて立て、体をリラックスさせます。

②その姿勢のまま、尿道・肛門・膣《ちつ》の陰部全体を3秒ほど締めたり、緩めたりすることを10回繰り返しましょう。トイレを我慢するような感じで、お腹・足・腰などに力が入らないように意識し、陰部だけに力を入れるようにするのがコツ。

③できるようになってきたら、締める時間を徐々に長くしていきましょう。

④慣れてきたら、椅子に座っているときや電車通勤中、料理中に立っているときもや

ってみましょう。２ヵ月続けると６割以上の人に尿漏れ防止効果があるとされているので、根気よく継続することがポイントです。

尿漏れを実感していない女性も骨盤底筋群をトレーニングしておくと、ヒップアップやぽっこりお腹解消効果がありますので、実践してみましょう。

寿命を縮める睡眠時無呼吸症候群

もし、**たくさん寝ているのに疲労感があり、日中眠気がある場合は、睡眠時無呼吸症候群かもしれません。**

また、あなたの夫や妻が、いびきをかいていたのに、突然いびきが止まり、やがて、気づいたように深呼吸をはじめる。こんな症状も睡眠時無呼吸症候群かもしれません。

睡眠時無呼吸症候群は、字で表されるように、寝ているときに呼吸が止まる病気です。呼吸が止まるので、睡眠が浅くなり、日中に寝不足症状が表れます。

また、睡眠中に無呼吸になると酸素欠乏が起き、二酸化炭素の蓄積が起こるため、動脈硬化をもたらし、高血圧や脳卒中、心臓病の原因となります。

約10秒間の呼吸停止を「無呼吸」と定義し、一時間に5回以上無呼吸があれば、この病気を疑います。

睡眠時無呼吸症候群の原因の多くは、空気の通り道である気道が何らかの原因で閉じてしまうことによって引き起こされます。

気道が閉じやすく睡眠時無呼吸症候群になりやすい人のタイプは以下の4つです。

【睡眠時無呼吸症候群になりやすいタイプ】

①首が太く短い。首回りに脂肪がついている
②下顎が小さく、後方に引っ込んでいる

③歯並びが悪い
④舌や舌の付け根が大きい

太っている人は気道が閉じやすいので、まずダイエットすることが大切です。鏡の前で口を大きく開けたときに、のどちんこ（口蓋垂《こうがいすい》）が見えない場合も、気道が閉じやすいタイプです。

また、**椅子に座って寝ているときにいびきをかく人も、要注意**です。

治療法としては、人工呼吸器（CPAP）を使用する方法や、マウスピースをつくって空気の通り道を確保する方法があります。

それでも改善しない場合は、手術治療を行うこともありますので、無呼吸を誰かに指摘され、日中に眠気があるなら、専門医を受診しましょう。

《息切れは、ただの運動不足ではない》

階段や坂道で息切れしたら鉄欠乏性貧血のサイン

私たちが自然に行っている呼吸を辛いものにしてしまう「息切れ」。このよくある症状は、運動不足や肺の病気だけが原因なのでしょうか？

実は、息切れの原因となる病気は、それだけとは限らず、その他の臓器、たとえば心臓や血液の病気のことがあります。

友達と同じスピードで歩いているのに息切れをするようになったり、いつも上がっている階段や坂道で息切れするようになった、というような症状が出現したら、内科を受診しましょう。

とくに女性で多い息切れの原因は、「鉄欠乏性貧血」。
鉄分の不足に伴い、血液中の酸素を運ぶヘモグロビンの量が低下する病気です。病名に「貧血」という言葉が入っているので、「めまい」や「ふらつき」を想像する方が多いのですが、おもに「息切れ」が特徴です。

放っておくと、心不全や脳梗塞を引き起こすこともあります。そもそも貧血の原因に、婦人科系の病気（子宮筋腫など）が隠れている場合もあるので、早めに病院を受診しましょう。

鏡を見て、**下瞼《まぶた》をめくってみて、そこが赤くなく白っぽかったら鉄欠乏性貧血のサイン**です。

このタイプの息切れは、まずは内科を受診することが一番大切ですが、日ごろから鉄分不足を補う食生活も意識しましょう。

レバーやヒジキに鉄分が多く含まれていますが、苦手な人は鉄分が入っているサプリメントの利用をおすすめします。

また、**息切れと同時に痩せてきたという場合は、甲状腺機能亢進症（バセドウ病）を疑います**。

喉仏の周りが腫れてきたり、動悸もする場合は、ただちに内科を受診してください。

とくに中年以降になると、心臓や腎臓の病気の場合があるので、自己判断せず、必ず病院へ行きましょう。

《むくみやすい》むくみが何日も続くときは今すぐ内科受診を

「夕方になると足がむくんで靴がきつくなる」「顔がなんだか腫れぼったい」といったむくみで悩んでいる人はたくさんいます。

こうしたむくみは、塩分の摂りすぎや、寝る前の水分の過剰摂取など、一時的なことが多く、一晩寝て改善すればそれほど心配することはありません。

しかし、むくんでいる状態が何日も継続する場合は、大きな病気が潜んでいることがあるので、必ず病院受診をおすすめします。

むくみを起こす病気で一番多いものが腎臓の病気。血液中のタンパク質（アルブミン）が減ってしまうことによってむくみます。
肝臓の病気でも同様にむくむので、むくみがひどいときは、近くの内科で血液検査をしましょう。

また、むくみとともに、階段を上がったときや小走りしたときに、息切れや動悸があるようであれば、心臓の病気を疑います。そのときは、胸のレントゲン写真や超音波検査で心臓の様子を調べます。

その他の病気で、女性に多いのが下肢静脈瘤。ふくらはぎのあたりの血管が盛り上がって見える病気です。

初期であれば、弾性ストッキングの着用で改善します。悪くなってくるようであれば手術治療を行うこともあります。

座位時間が長いことによる脚のむくみも、放置してはいけません。

50ページでお話ししたように、毎日4時間以上座りっ放しの人は血行不良により脚がむくみやすくなります。そのむくみは、様々な病気のきっかけとなりますので、要注意です。

むくみを解消するためには、歩いたり階段を上ったりすることが効果的。なかなか動くことができない場合は、座りながらでも、かかとを上げ下げしたり、逆にかかとをつけて足先を上げ下げしたりする運動を定期的に取り入れてみましょう。足の指でじゃんけんのグーをつくるような運動も効果的です。

この足の運動は、海外旅行などの長時間移動の際にも有効で、いわゆるロングフライト症候群を予防してくれますので積極的に取り入れてください。

《頭がときどき痛くなる》

よくある片頭痛と深刻な頭痛の違いを知る

一度も経験がない人はいないほど、よくある症状の頭痛。中でも多くの人が悩んでいるのが「片頭痛」です。片頭痛は「偏頭痛」と表記することもありますが、とくに区別はなく同じ病気を指すので、ここでは表記を「片頭痛」に統一して解説します。

全国調査によると、片頭痛に悩んでいる日本人は人口の約8パーセント。とくに女性に多く、また、10代から20代で発病する若年層に多い頭痛と言えます。命に関わる病気ではありませんが、痛みは普通4～5時間程度持続し、長い場合は3日くらい続くこともあります。

痛みは「片頭痛」という名の通り、頭の片側のこめかみから眼の辺りにかけて起こることが多いようですが、約4割の患者さんは両側の痛みを訴えます。

ギューッと締めつけられるような痛みではなく、ズキンズキン、ガンガン、ドクンドクンと表現される心臓の鼓動に合わせるような痛みが襲ってくることが多いようです。

吐き気や嘔吐《おうと》を伴うこともあり、頭痛が起こっているときは日常生活や仕事が手につかないほど。

しかし「頭痛」というと、よくある軽い症状と捉えられがちなので、深刻な辛さが周囲に理解されにくい病気とも言えます。

頭痛時は光や音や臭いに敏感になっていることが多いため、暗い静かな部屋でじっとしているとラクな人が多いようです。

人によっては、頭痛の前兆としてギザギザした光が見えることがあり、この前兆を「閃輝暗点《せんきあんてん》」と言います。

片頭痛のセルフチェック法

前ページの特徴を踏まえて開発された、片頭痛かどうかを簡易的に調べる問診表があります。２００５年に日本の頭痛医療推進委員会が開発したものです。

まずは過去3ヵ月以内に起こった頭痛の特徴を思い出し、次の項目それぞれに「なかった」「まれ」「ときどき」「半分以上」の4段階で回答してください。

問１：歩行や階段の昇降など日常的な動作によって頭痛がひどくなることや、あるいは動くよりじっとしている方が楽だったことはどれくらいあったか？
問２：頭痛に伴って吐き気がしたり胃がムカムカすることがどのくらいあったか？
問３：頭痛に伴ってふだん気にならない程度の光が、まぶしく感じることがどれくらいあったか？
問４：頭痛に伴い周りの臭いに過敏になってしまうことがどれくらいあったか？

２つ以上の項目に「ときどき」「半分以上」という答えがつけば、その症状はほぼ片頭痛と診断されます。

しかしこの問診表はあくまでも簡易的なものなので、医学的な確定診断を受けるためには必ず医師の診察を受けることをお忘れなく。

片頭痛の原因

片頭痛はとても有名な病名のひとつですが、実は原因がわかっていない不思議な頭痛です。

諸説ある中で有力視されているのは、「三叉神経血管説」。何らかのきっかけで頭の血管の周りにある「三叉神経」が刺激され、脳血管を拡張する痛み物質が出ることによって、頭痛が引き起こされるという説です。

片頭痛を引き起こすきっかけは人それぞれで、生理、ストレス、人ごみ、寝不足や眠りすぎなどが代表的。症状を改善するためには、なるべくストレスを減らし、規則正しい生活を送ることが大切です。

片頭痛だと自己判断せず、必ず医師の診察を受けること

片頭痛の治療の大切な第一歩は、まず医師に片頭痛と診断してもらうこと。頭痛を引き起こす病気はたくさんあるので、よくある片頭痛だと自己判断せず、必ず医師の診察を受けることが大切です。

片頭痛治療は内服治療が中心。日常生活に支障が出るほどの片頭痛がある場合は、適切に薬を使用することをおすすめします。

軽い片頭痛であれば、ドラッグストアで買える市販薬も十分有効ですが、連日連

夜、市販の鎮痛薬を乱用してしまうと逆に頭痛が治らなくなることがあるため、月に10日以上薬を飲まなければならないときは必ず医療機関を受診してください。

すぐに医療機関を受診すべき頭痛

片頭痛はとても辛い頭痛ですが、命に関わる病気ではありません。

しかし、同じような症状の頭痛の中には命に関わる危険なものもあるため、頭痛が起きたときに以下のような特徴がある場合は、速やかに医療機関を受診するようにしましょう。

・前触れなく、突然頭痛が起きた
・今までの頭痛とは違う感じがする
・今までの頭痛の中で一番痛い
・頭痛だけでなく、発熱や手足の動かしにくさ、言葉が出ないといった他の症状を伴

う

・意識がもうろうとしたり、痙攣《けいれん》を起こしたりする

片頭痛と間違われやすい重大な病気とは？

くも膜下出血

８割以上が脳動脈瘤という血管のこぶが破裂することによって引き起こされる病気で、危険な頭痛の代表格。「バットで殴られるような強い痛み」と表現されることもあり、それまでに感じたことがない痛みが突然起きるのが特徴です。

脳腫瘍

脳にできた腫瘍が原因で頭痛が起きることも。脳内の圧力が高くなることで頭痛が

起きます。朝方に痛みを感じやすいのが特徴と言われていますが、実際はどの時間帯でも頭痛が起きます。

脳出血

血管の動脈硬化が進行しているとなりやすい病気。この頭痛も瞬間的に引き起こされ、頭痛だけではなく手足の麻痺や意識障害を伴うことも。

髄膜炎

頭痛だけでなく発熱を伴うことが一般的。後頭部が張ったようになり、首が曲げられなくなる人も。

緊張型頭痛

深刻な症状ではなくても、やがて大病につながる恐れがあるので、肩こり、首こりから引き起こされる頭痛も放置してはいけません。「締めつけられるような痛み」「重苦しいような痛み」が特徴です。

副鼻腔炎

鼻詰まりに伴う頭痛で、目の周りや額が痛むのが特徴。抗生物質の内服で改善します。

後頭神経痛

突然起きる瞬間的な痛みが特徴で、チクチクした痛みや、髪の毛に触ると痛いと感じます。持続的に痛いというより、間を空けて痛みが起こります。たいていは1週間もすれば改善しますが、水疱を伴う場合はヘルペスウイルスによる帯状疱疹《たいじょうほうしん》の可能性があるので早めに医療機関の受診を。

片頭痛によく効く治療薬「トリプタン製剤」

代表的な片頭痛治療薬は「トリプタン製剤」。

この薬は片頭痛に非常によく効きますが、頭痛がひどくなってからでは飲んでも効果が半減するため、早めの服用がポイントです。

欠点としては薬の値段の高さが挙げられます。一錠あたり約1000円するため、保険を使用しても3割負担で1錠300円します。経済的な負担を抑えるためにも、月に10回以上この薬を飲まなければならない場合は、片頭痛を起こしにくくする予防薬を併用することが一般的です。

頭痛による吐き気が強く、薬が飲めなかったり、飲み薬があまり効かないと感じる場合は、鼻からの注入や注射による投薬法もあるので、かかりつけ医と相談してください。

現在、発売されているトリプタン製剤は以下の5種類です（2014年12月現在）。

・スマトリプタン（注射薬、錠剤、点鼻薬、自己注射）商品名：イミグラン
・ゾルミトリプタン（錠剤）商品名：ゾーミッグ
・エレトリプタン（錠剤）商品名：レルパックス
・リザトリプタン（錠剤）商品名：マクサルト
・ナラトリプタン（錠剤）商品名：アマージ

片頭痛の薬がない場合の対処法

まずは暗くて静かな部屋で横になるのがベスト。こめかみを押さえたり、仮眠を取るのも効果的。仕事や学校で横になれないときは、痛い側を濡れタオルで冷やしてみましょう。

そしてカフェインが多く含まれている緑茶やコーヒーも治療薬になりうるので試してみてください。

《片頭痛とうまく付き合う①》

ビタミンB_2やマグネシウムの食品で片頭痛を予防

片頭痛の予防法は、内服薬による方法と生活習慣を整える方法の2つに大きく分けられます。

月に10回以上薬を飲まなければならないほど片頭痛が頻繁に起こる場合は、「塩酸ロメリジン（商品名：ミグシス、テラナス）」などの片頭痛予防薬を服用。

片頭痛予防薬は、1ヵ月以上使用しないと効果が実感できないことが多いので、効果がないから、と中断せず根気よく服用するようにしましょう。

この他にも頭痛予防に効くものとして、ビタミンB_2、マグネシウム、ナツシロギク、抗痙攣薬、降圧薬が挙げられます。

ビタミンB_2やマグネシウムは食品にも多く含まれているものがあるので、毎日の食生活に積極的に加えてみるのも手軽にできる予防法のひとつです。

ビタミンB_2を多く含む食材は、アーモンド、レバー、うなぎ、玄米など。

マグネシウムを多く含む食材は、ひじき、黒豆などです。

外食などが多く、どうしても理想的な食生活が送れない場合はサプリメントを使用しても構いません。

《片頭痛とうまく付き合う②》

手帳を活用すれば片頭痛の原因がわかる

片頭痛を予防するために必要なのは、片頭痛が起こる誘因を知ること。

片頭痛を起こす誘因はそれぞれですが、食品が誘発することもあり、赤ワイン、チョコレート、チーズなどの食品をはじめ、グレープフルーツなどの柑橘類で片頭痛が起きることもあるようです。

自分の片頭痛の原因を知るためには、まず手帳を活用することをおすすめします。

手帳には頭痛が起こった日だけでなく、睡眠時間や生理周期、食べたものなどを一緒に書き込んでいくのがポイント。２～３ヵ月もすれば頭痛のパターンが見つかるはずです。

パターンが見つかればしめたもの。生活習慣を見直し、頭痛発作が起きる要因を避けることで、より効果的に頭痛の頻度を減らすことができます。

どうしても頭痛の誘因が避けられない場合は、頭痛が起きてからすぐに薬を飲めるよう、いつも持ち歩いているかばんや財布に必ず薬を入れておくようにしましょう。


おすすめは、スマホアプリ「頭痛ろぐ」。ユーザーのいる場所の天候データ、行動パターンと片頭痛の症状を記録し、クラウド上に集約することで、外的要因と片頭痛の因果関係を明らかにし、症状を改善する方法を提案するアプリです。

片頭痛がひどい人は、ぜひ試してみてください。

■頭痛ろぐ

《虫歯や歯周病をそのままにしない》

歯のメンテナンスをしている人は健康トラブルに巻き込まれない

「８０２０運動」って知っていますか？

１９８９年より厚生労働省と日本歯科医師会が推進している「80歳になっても20本以上自分の歯を保とう」という運動です。

年齢とともに健康な歯が減っていくのが一般的ですが、80歳で20本以上の歯があれば、食べることに困らず生活ができます。いつまでも、自分の歯で食べられることほど、幸せなことはありません。

歯を失う原因で最も多いのが歯周病。歯周病の初期を含めると成人の80パーセント以上がかかっていると言われる身近な病気です。

歯周病の原因菌である歯周病菌は、動脈硬化の原因菌としても知られています。動脈硬化の人の血管から、歯周病菌が検出される例があり、菌が歯肉から血管内に入り、炎症を引き起こすのです。

血管の劣化を防ぐためにも、口腔内を清潔に保つのは重要なことです。

仕事が忙しいと言って歯科検診を定期的に受けなかったり、暴飲暴食や不規則な生活を続けたりすることが、歯周病につながります。

毎日の歯磨きだけではなく、口の中の衛生指導などを行っている歯科医院に、半年に一度は通う習慣をつけましょう。

「いやいや、毎日、ちゃんと磨いているから大丈夫」と思っていても、「磨いている」ということと「磨けている」ということは違うので、歯ブラシの使い方だけではなくデンタルフロスや歯間ブラシなどのケア用品の使い方も、歯医者さんで教えてもらいましょう。

【歯周病チェックリスト】

（特定非営利活動法人　日本臨床歯周病学会　ホームページより）

□ 朝起きたとき、口の中がネバネバする
□ ブラッシング時に出血する
□ 口臭が気になる
□ 歯肉がむずがゆい、痛い
□ 歯肉が赤く腫れている（健康的な歯肉はピンク色で引き締まっている）
□ かたい物が噛みにくい
□ 歯が長くなったような気がする
□ 前歯が出っ歯になったり、歯と歯の間に隙間がでてきた。食物が挟まる

＊項目2つまであてはまる場合：今は問題ありませんが、油断は禁物です。ご自分お

よび歯医者さんで予防するように努めましょう。

＊項目３つ以上６つ以下があてはまる場合：歯周病が進行している可能性があります。

＊項目すべてあてはまる場合：歯周病の症状がかなり進んでいます。

もし、歯が少なくなっても治療方法はいろいろあります。手術が必要になりますが、インプラントは、自分の歯と同じように噛むことができるのでおすすめです。しかし、歯茎の状態でインプラントが向かない人もいるので、歯科クリニックで相談してみましょう。

私は仕事柄、高齢者をよく診察するのですが、総じて歯がしっかりある人は見た目も若々しいし、しかも健康トラブルに巻き込まれていないことが多いのです。

歯の色合いまで気にしている70歳のおばあちゃんもいますが、歯のメンテナンスを若いうちから行っている方は、運動習慣や食習慣などの健康予防もしっかりと意識ができているようです。

《食べ物の味がしない》
味覚障害は亜鉛不足

最近、「食べ物の味が薄くなった」「味がしない」「口の中がなんとなく苦い」と訴える人が増えてきているように思えます。

味覚障害の原因の多くは「亜鉛不足」。日本人は摂取量が少なめなのですが、亜鉛と結合して体内への吸収を妨げるポリリン酸やフィチン酸が使われている加工食品（ファストフードやコンビニの弁当など）を食べる習慣が増えたことが、近年の亜鉛不足の原因だと考えられています。さらに、偏食や無理なダイエットを続けると、亜鉛不足になります。また、アルコールを分解するときに亜鉛を消費するので、飲酒量が多い人も注意が必要です。

亜鉛を多く含む食材の代表は「牡蠣《かき》」。牡蠣のむき身を2つ食べると、一日に必要な量が摂取できます。牡蠣が苦手な人は、牛肉や豚肉などの肉類やうなぎを摂取しましょう。ベジタリアンは、とくに亜鉛不足になりやすいので、サプリメント類を活用するとよいでしょう。

亜鉛不足は、味覚障害だけではなく、髪の毛や爪の成長にも影響しますので、美しい髪、きれいな爪を目指すなら、亜鉛に注目です。

亜鉛不足以外で、味覚障害をもたらすのが副鼻腔炎（蓄膿症）です。ひどい鼻づまりで匂いや、料理の味がわからなくなることも多いので、鼻づまり傾向の人は耳鼻咽喉科を受診してみましょう。抗生物質の内服薬で改善します。

また、「何か、味付けが変わった」と話したことで心配した家族に病院に連れてこられ、認知症の初期症状と診断されたケースもあります。気になる症状がある場合は、医療機関を受診してみましょう。

《セックスできない》

ＥＤ予防には禁煙し、糖尿病、高血圧、脂質異常症などを改善する

ＥＤ（勃起不全）は、男性にとっても、またそのパートナーである女性にとっても、深刻な問題で、かつデリケートな問題です。

成人の約４人に１人が勃起不全で悩んでおり、50～60代になると２人に１人まで割合が増えます。

それでは、「勃起」が、医学的にどのように起こるのか解説しておきましょう。

いわゆる「セクシーな胸元」や「いい匂い」「甘えるような声」「陰部への触覚」が、性的興奮のきっかけとなり、脳の視床下部、脊髄の末端の仙髄にある勃起中枢を

興奮させます。すると陰茎の海綿体の血管が緩み、多量の血液が陰茎に流れ込むことで勃起が起こります。

勃起不全には、生活習慣の乱れによる陰茎の動脈硬化が原因のパターンと、なんらかのストレスや不安感などの精神的な問題で性的興奮を感じることができないパターンの2つがあります。

ですから、勃起不全を予防するためには、まず**動脈硬化を進行させる喫煙習慣、糖尿病、高血圧、脂質異常症などの生活習慣病を改善することが重要**です。

同時に、日常的なストレスを和らげる必要もあります。パートナーが感じているストレスが、仕事が忙しすぎるためと思っていたら、実は家庭内のストレスだったということもあるので、パートナーとよく話すことが勃起不全の治療の第一歩です。

それでも改善がない場合は、恥ずかしがらずに、近所の泌尿器科で相談してみましょう。

それでは、次に、日本国内で使用できる勃起不全治療薬（2014年6月現在）を解説します。

ＥＤ治療薬について

現在、日本で処方できる治療薬は、以下の3種類です。

・バイアグラ　ファイザー株式会社
・レビトラ　バイエル株式会社
・シアリス　日本新薬株式会社

共通して言えることは、ＥＤ治療薬は精力剤ではないので、性的刺激がなければ勃起しません。

また、心臓の薬との飲み合わせが悪いので、心臓の持病がある人は、必ず主治医とＥＤ治療薬の服用について相談しましょう。

よくある副作用は、顔のほてり、目の充血、頭痛です。このような副作用は、バイアグラ、レビトラに多く、シアリスに少ないと言われています。

持続時間は、人によって様々ですが、目安として、バイアグラが一番短く5時間程度、レビトラが5〜10時間、シアリスは、なんと24時間から36時間効果があります。シアリスは、週末に使えば週明けまで効果があるくらい長く効きます。しかし、長く効く分、効果が出るまで時間がかかることもあり、セックスの2時間前までに服用するのが効果的と言われています。

そして、どの薬も、空腹時に内服したほうが効果があります。

ＥＤ治療薬を使用することは、決して恥ずかしいことではありません。パートナーとの関係を良好にするために、心臓の持病や薬の副作用がなければ、むしろ使用すべきでしょう。

しかし、安易にインターネットで購入するのはやめてください。

インターネットでは、有効成分が入っていない模造品も多く売買されているので、

ＥＤ治療薬を使用するなら、泌尿器科を受診してきちんと処方してもらいましょう。

習慣5

死に至る病気を予想する

我々の人生において唯一決定していること、それは死ぬことです。すべての病気を予想できないのであれば、どのような病気を予想し、予防すればいいのか？　それはやはり、死に直結する病気を予想するべきです。「人生の目的」を今一度思い出して、予防するべき病気の優先順位を決めていきましょう。

《血管の病気のサインを見逃さない》

症状が出たら発症3時間以内で病院へ

日本人の死因の第1位は癌ですが、2位はその癌と同じくらいの人数が亡くなっている心筋梗塞や脳梗塞など「血管の病気」です。

血管の病気の原因は「動脈硬化」です。

動脈の内側の内皮細胞にストレスがかかった結果、血管の内腔が狭くなり、血管が詰まることがあります。体の隅々まで酸素や栄養を届けるための血管が詰まると、その先にある臓器に酸素や栄養が届かなくなり、臓器に甚大な被害を及ぼすのです。

悪い生活習慣を続けていると
恐ろしい血管の病気が待っている

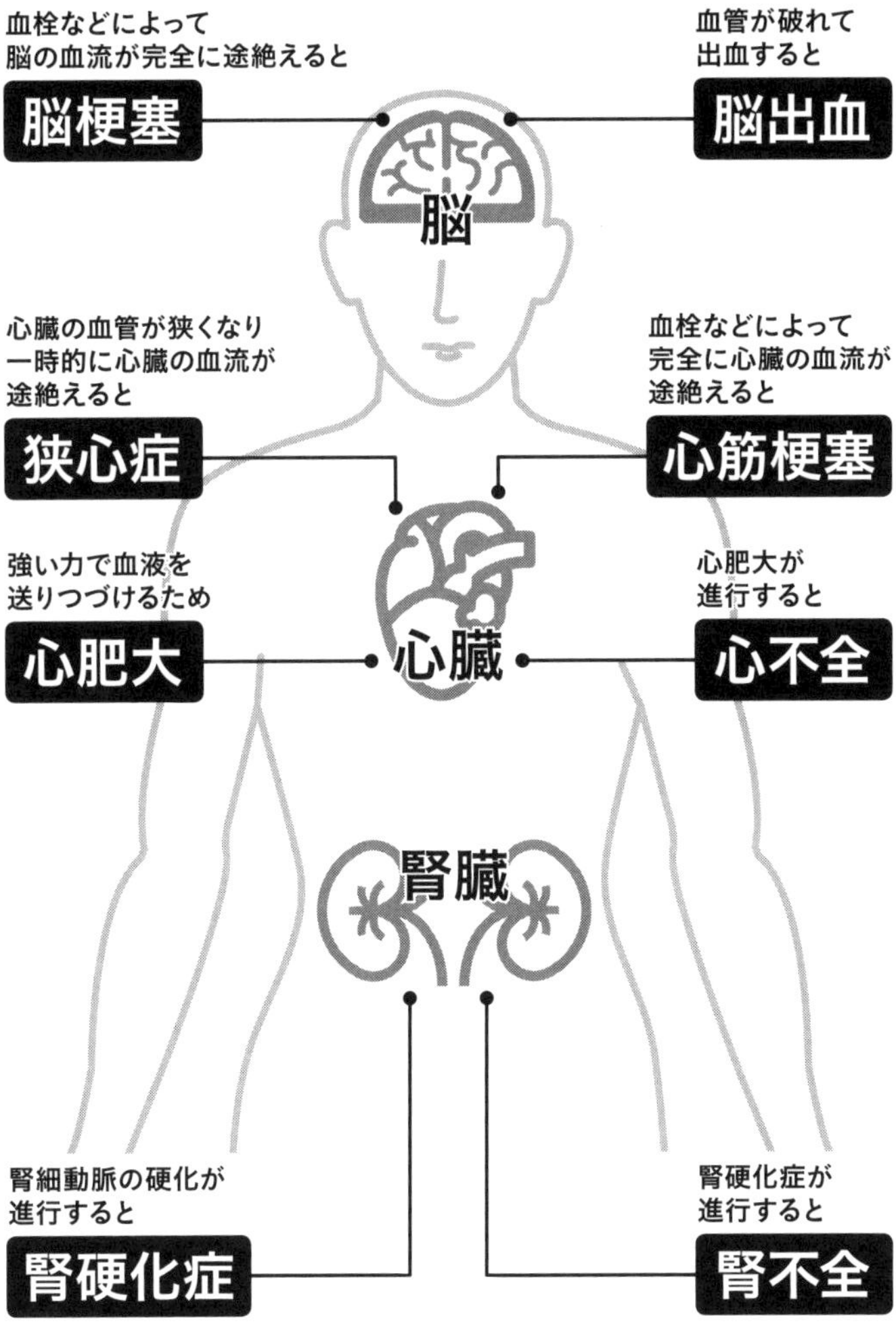
血栓などによって
脳の血流が完全に途絶えると
脳梗塞
血管が破れて
出血すると
脳出血
脳
心臓の血管が狭くなり
一時的に心臓の血流が
途絶えると
狭心症
血栓などによって
完全に心臓の血流が
途絶えると
心筋梗塞
強い力で血液を
送りつづけるため
心肥大
心肥大が
進行すると
心不全
心臓
腎臓
腎細動脈の硬化が
進行すると
腎硬化症
腎硬化症が
進行すると
腎不全

手術で詰まりを取り除いても、一時的に栄養や酸素を受け取れなかった臓器はダメージを受け、後遺症が残ってしまいます。

血管の病気が怖いのは、命に関わるからだけでなく、命が助かったとしても後遺症が残ったり、寝たきりになったりすることが多いからなのです。

日ごろの生活に気をつけていれば、心筋梗塞や脳梗塞、くも膜下出血といった血管の病気の発症リスクは減らせますが、それでもすべての要因を取り除くのは困難です。

そのため、ある日突然、症状が出ることも、もちろんありえます。

【脳梗塞チェックは「FAST」と覚えよう】

心筋梗塞は突然死の可能性がある病気の代表格ですが、脳梗塞は、突然死するというよりも、身体に不自由が残ってしまい、自分一人で生きることが難しくなる病気の代表格と言えます。

脳梗塞の場合、脳の血管の詰まった場所によって、症状が変わります。たとえば、手足を動かす脳細胞がダメージを受ければ歩けなくなりますし、言葉をつかさどる脳細胞がダメージを受ければしゃべりにくくなります。顔を動かしたり、喉の筋肉を動かしたりする脳細胞がダメージを受ければ、食事ができなくなってしまいます。なんらかの介護が必要になることが多く、寝たきり状態の原因にもなります。

脳梗塞は様々な症状が出現しますが、次のような症状がある場合は、迷わずすぐに救急車を依頼しましょう。

F：FACE……顔の麻痺。口元が左右非対称であったり、うまく笑顔がつくれない場合。

A：ARM……腕の麻痺。両腕をバンザイさせても片側がうまく上がらない。手のひらを上にして「前へならえ」の姿勢を取らせると、どちらかの腕がゆっくりと落ちてくる場合。

S：SPEECH……ろれつが回らない。「太郎が花子にりんごをあげた」と言わせてみることが推奨されていますが、「今日はいい天気だ」など、どんな文章でも構いません。つかえずに言えるかどうかと、内容がおかしくないかどうかを確認してください。

T：TIME……病院に運ばれるまでの時間が重要です。F・A・Sの症状が出現したら、すぐに救急車を呼んで、脳卒中専門病院を受診してください。発症後4～5時間以内であれば、「tPA」という血栓を溶かす薬を使うことができます。

4～5時間の猶予があると言っても、病院での検査をしなくてはならないので、できれば発症3時間以内で病院に到着することが理想でしょう。

《寝たきりにならないために》
転倒してはならない

病気をしっかりと予防していても、年齢を重ねると、筋力低下と関節柔軟性の低下が起こり、怪我をきっかけに寝たきりになってしまうケースが増えてきています。このような状態を「ロコモティブシンドローム」と呼びます。ロコモティブシンドロームのきっかけとなるのが、骨折です。

骨折する部位として多いのは、背骨（胸椎・腰椎）と手首、腕の付け根の骨、そして大腿骨頸部と呼ばれる脚の付け根の骨。とくに背骨の骨折や大腿骨頸部骨折では痛みが出たり、体が支えられなくなることが多いので、要介護になりやすいのです。

これらの骨折の原因のほとんどは転倒して尻もちをついたときに起こります。つまり、骨折を予防するには、まず転倒しないようにすることが重要なのです。

年をとって、転倒を起こす原因は、大きく分けて2つ。「筋力の低下、関節の柔軟性低下」という体の問題と、生活している場所の「環境要因」です。

体の問題は、普段から運動をして筋力をつけたり、関節のストレッチをすることで防げますが、意外に見落とされがちなのが「環境要因」です。

転倒のほとんどは、屋外ではなく、自宅の廊下・寝室・トイレ・居間などの「屋内」であることがわかっているので、家の中を整理することは重要です。

とくに、夜間の寝室からトイレまでの往復で転倒するケースが多いので、まずは、そのルートを再確認してみてください。

段差があるかどうか、足に引っかかるものがないかをチェックしましょう。また、浴室も転びやすいところのひとつです。足元が濡れても滑らないようにする工夫と、浴槽をまたぐときに転ばないようにする工夫をしましょう。

《骨粗鬆症を予防するには》
有酸素運動で骨密度を上昇させる

ただし、環境要因などに注意をしても、年齢を重ねると、骨の密度が低くなり、骨折しやすくなります。とくに、男性よりも閉経後の女性は、骨密度に関係する女性ホルモンの分泌量が低下するので「骨粗鬆症《こっそしょうしょう》」が多く見られます。要介護となる原因を男女別に見ると、女性の「転倒・骨折」の割合は、男性の2倍以上も高くなっているので、注意が必要です。

骨粗鬆症は、骨がもろくなり骨折しやすくなる病気です。年齢とともに身長が縮むのは、骨粗鬆症のため骨がもろくなり、背骨がつぶれてしまうからなのです。年をとれば誰でも骨粗鬆症になる危険性が高まりますが、思春期に高い骨密度を得ておくと、たとえ中高年になって骨密度が低下しても、骨折するリスクを減らせます。

骨粗鬆症予防に必要なのは、バランスのとれた食事と、なんと言っても積極的な運動です。

歩行、ランニング、エアロビクスなど有酸素運動が骨密度を維持および上昇させることがわかっていますので、積極的に体を動かしましょう。

骨のもとになるカルシウムの摂取を意識するだけでなく、ビタミンD、ビタミンK、タンパク質を中心に、バランスの良い食生活を心がけるのがポイントです。

カルシウムを多く含むのは、ひじき・乳製品・小魚・干しエビ・小松菜・チンゲン菜・大豆製品など。

ビタミンDを多く含むのは、サケ・ウナギ・サンマ・メカジキ・シイタケ・キクラゲなど。

ビタミンKを多く含むのは、納豆・ホウレンソウ・小松菜・ニラ・ブロッコリー・キャベツなどです。

また、喫煙や過度な飲酒は骨粗鬆症になる危険性を高めるので、禁煙や節酒を心がけて骨粗鬆症の予防につとめましょう。

《癌とは何か？》

癌とは、コピーミスが原因の分裂が止まらない細胞

長らく日本人における死因のトップを占める「癌」。

統計上、約3人に1人は亡くなるのですが、この「癌」という病気がどのような病気か知っていますか？　ここでは癌について、簡単に説明していきましょう。

「癌」とは「悪性新生物」とも呼ばれる病気のひとつです。

私たちの体を構成している細胞は、必ず「核」というものをもっていて、その中に体の設計図である「ＤＮＡ（デオキシリボ核酸）」があります。

このＤＮＡ情報を複製して、１つの細胞が２つに分裂し、さらに、４個、８個、16

個と倍々ゲームで増えていきます。分裂は永遠に続くわけではなく、決められた回数を分裂したら止まります。

しかし、あるとき、細胞の複製をするときに、ミスが起こります。それが「突然変異」と言われる現象で、ＤＮＡ情報が書き換えられてしまいます。すると、普通は一定の回数で分裂が止まるのですが、分裂が永遠に続くような細胞に変化してしまいます。

この分裂し続ける細胞のことを「癌細胞」と呼びます。

癌細胞は、永遠に分裂し、正常な細胞を圧迫していきます。それだけではなく、分裂にたくさんのエネルギーを使うものですから、正常な細胞からエネルギーを奪ってしまうのです。そのため、癌になった人たちの多くは痩せ細っていきます。

癌細胞は血液やリンパの流れに乗って、他の臓器へたどり着き、そこでまた分裂・増殖します。このことを「遠隔転移」と呼びます。

すなわち、癌とは、「コピーミスが原因の、分裂が止まらない細胞」と言えます。

ちなみに、研究用に用いる癌細胞は、60年前の癌細胞がまだ生きていて、それを増やして利用しているのです。

ですから、この癌細胞を根こそぎ取らないと、またどこかで再発してしまいます。癌細胞が塊として小さいうちに発見された場合は、手術ですべて摘出できたり、抗癌剤や放射線で完治できます。

したがって、**癌治療は、癌検診などを積極的に受けて、早期発見・早期治療をするのが大原則なのです。**

癌予防は、とにもかくにもストレス・コントロールから

《ストレスと癌の因果関係》

私たちの体は、約60兆個の細胞でつくりあげられています。

その細胞が、日々分裂し、活動して、私たちの体を維持してくれています。世界人口が約70億人ですが、私たちの細胞数はその約1000倍近くもあるのです。

その細胞すべてが正常に分裂するのではなく、「突然変異」というコピーミスが、一日に約3000個発生しています。言い換えると、**誰にでも一日に3000個の癌細胞ができているというわけです**。

ちなみに、タバコを吸う人は、5000個から1万個できると言われています。

ですが、私たちの全員が「癌」になっているわけではありません。これはなぜでしょうか？

その秘密は、「免疫力」にあります。免疫力は、私たちの体を襲う未知なるものに対して働く体の防御反応のひとつです。身近な病気で言えば花粉症。花粉に対する体の防御反応が過敏すぎる人が、鼻水が出たり目が痒くなったりするのです。

体の防御反応を担う細胞の中で、癌細胞を倒してくれる細胞がいます。107ページでもお話ししたその細胞を「ナチュラルキラー細胞（NK細胞）」と言います。このNK細胞が一生懸命働いて、私たちの体にできた癌細胞を退治してくれているのです。

ですから、**癌の予防の第一歩は、NK細胞の働きを維持すること**です。

それでは、NK細胞の働きを維持するためにはどうしたらよいでしょうか？

キーワードは、「ストレス」です。ストレスにさらされると、私たちのNK細胞の働きは悪くなります。

NK細胞の働きは、血液検査でわかります。

「NK活性」を測定して、30パーセント以下は要注意です。自分でストレスを感じていなくても、長時間の交通移動でNK活性が下がってもいるので、出張族の人は、専門の医療機関などで測定してみたほうがいいかもしれません。

費用は1万円程度です。

癌の予防は、とにもかくにもストレス・コントロールからはじまるのです。

《喫煙者は全員、肺癌になるのか？》

遺伝的に発癌物質が体に溜まりにくい体質がある

男女ともに増え続けている癌のひとつである「肺癌」について説明します。肺癌にかかりやすいか、そうでないかは、実は遺伝子検査である程度予想ができるのです。

肺癌は、癌の部位別死亡率で、男性の1位、女性の2位を占めています。

２０１２年度の統計では、肺癌で亡くなる男性は約5万人、女性は2万人で、合計7万人が亡くなっていました。２０１２年度中に癌で亡くなった人が約36万人ですから、癌の患者の５人に１人が肺癌で亡くなったということになります。

私たちは、胸部に一対の肺をもっています。肺の重さは約300～350gで、スポンジのように柔らかい臓器です。肺には、無数の「肺胞」があり、ここで吸った空気の酸素を血液に取り込み、血液中の二酸化炭素と交換します。

肺癌は主に4種類に分けられます。「腺癌」「扁平上皮癌」「小細胞癌」「大細胞癌」です。とくに扁平上皮癌と小細胞癌は、タバコを吸う人に多い癌です。この癌は、進行が速いので、手術で取りきれないことがしばしばあり、発見されてから数ヵ月で亡くなる場合も少なくありません。

喫煙者たちは、いつも思っています。

「ヘビースモーカーでも、80歳で元気にしている人がたくさんいるから、自分は大丈夫だ」と。

これは、はたして本当なのでしょうか？

実は、私たちの中には、遺伝的に「タバコに強い人」と「弱い人」がいます。タバコの煙には、ベンゾピレンという物質が含まれています。

この物質には、発癌性の高いジオールエポキシドのもとになる成分が含まれているのですが、この**ジオールエポキシドを体の中で処理する能力に、遺伝的な差異がある**のです。

ベンゾピレンは体内に入ると、酵素「CYP1A1」の作用を受けて、発癌物質であるジオールエポキシドに変換されます。そして、このジオールエポキシドは、解毒酵素である「GSTM1」の作用を受けて無毒化されます。

つまり、CYP1A1の活性が低く、GSTM1の活性が高い人は、発癌物質が体に溜まりにくいのです。このような人たちが、ヘビースモーカーでも癌になりにくい体質と言えるでしょう。

逆に、CYP1A1の活性が高く、GSTM1の活性が低い人は、発癌物質が体内に蓄積されやすいことになります。このタイプの人は、トラックの排気ガスなどにも注意が必要で、家を選ぶ際は交通量の多い国道沿いではなく路地裏にするとか、空気

喫煙で肺癌になる人、ならない人

タバコを吸う人や、家庭内に喫煙者がいたら、
一度、遺伝子検査で調べてみませんか？

タバコを吸っても
肺癌になりにくい人

強力な発癌物質
「ジオールエポキシド」を
解毒する能力が高い

CYP1A1の
活性が低く、
GSTM1の
活性が高い

タバコを吸うと
肺癌になりやすい人

強力な発癌物質
「ジオールエポキシド」を
解毒する能力が低い

CYP1A1の
活性が高く、
GSTM1の
活性が低い

清浄機を必ず使用するといった、生活上の工夫をするとよいでしょう。

ＣＹＰ１Ａ１とＧＳＴＭ１については、遺伝子検査で調べることができます。不安な人は検査を受けてみましょう。

ちなみに、40〜69歳のタバコを吸わない女性約２万８０００人の人々を対象に、２００４年まで追跡した調査によると、受動喫煙をするグループの肺腺癌リスクは、受動喫煙のないグループの約２倍高いという報告があるので、外出先だけではなく、家庭内でも分煙をすることをおすすめします。

《大腸癌を予防する》
女性死亡原因1位の大腸癌は魚を中心とした食生活で予防

女性の癌死の第1位である大腸癌。

大腸癌で亡くなる人は、２０１２年度には2万人を超えてきており、２０１３年に胃癌を抜いて1位になりました。

男性では、年間2万５０００人の人が亡くなっており、肺癌、胃癌に次ぐ第3位です。

大腸とは、右下腹部にある、小腸の終端から肛門までの1〜1・5ｍの管腔臓器です。この部位にある癌を早期発見するためにはどうしたらよいでしょうか？

早期の大腸癌は、症状をまったく出さないことが多いので、検査をしないとなかなか見つかりません。

しかし、今まで便秘をしていなかった人が、急に便秘をするようになった結果受診し、大腸癌が見つかることもあります。

一番簡便な発見方法は、便に血液が混ざっているかどうかをチェックする方法です。「便潜血検査」と呼ばれています。

大腸癌の表面は出血しやすいので、便の中に少量の血液が混ざります。2日連続で便を採取して検査をすると発見の確率は85パーセントに上がるので、便潜血検査は2日連続検査をしましょう。

しかし、痔でも便に血液が混ざることがあるので、「便潜血陽性」＝「大腸癌」というわけではありません。

最終的には、大腸内視鏡検査をして、直接カメラでのぞくことが必要になります。

費用は、自費診療で2万～5万円程度。腹痛や便秘がひどかったり、便潜血検査が陽性の場合は、保険診療で検査ができる場合がありますので、かかりつけ医と相談してみましょう。

大腸内視鏡検査は、検査前に下剤を服用する必要があったり、お尻から内視鏡を入れられるのが恥ずかしいという理由から、心理的なハードルが高い検査のひとつです。

そこで、飲むだけで検査ができるカプセル内視鏡が開発されました。

カプセル内視鏡は、普通のカプセル状の内服薬よりもひとまわりくらい大きいカプセルに入っていて、その中にカメラと無線送信機が入っています。

１秒間に最大35枚の画像を体外に送信しながら腸の中を移動し、約８〜10時間後に便と一緒に排泄されます。

排泄されるまでの間は、検査室にいる必要はなく、普通に生活ができます。

２０１４年1月から、大腸検査用でも保険診療ができるようになりました。

カプセルの費用が約８万円なので、保険診療であれば、諸費用と合わせて３万〜５万円程度の負担で検査ができます。

直接観察する従来型の検査よりも病気の発見率が低いのですが、心理的なハードルが低いので有効な検査と言えるでしょう。

大腸癌が増加した原因は、食生活が欧米化したことにより、脂肪の摂取量が増え、身につく脂肪としてオメガ6系のアラキドン酸が増えたためです。

これに対しては、青魚の脂肪であるオメガ3系のＥＰＡを摂取すると、癌予防の効果が期待できます。

日本古来の魚を中心とした食生活を意識して、大腸癌を予防しましょう。

《胃癌リスクを減らすには》
ピロリ菌を除去する飲み薬で早めの除菌を

かつて、日本人における癌死亡の1位は、胃癌でした。

しかし、様々な胃癌対策の進歩のおかげで、現在は減ってきています。

とは言っても、2012年度は、胃癌で3万2000人の男性が亡くなり、1万7000人の女性が亡くなっています。

ところで、みなさんは胃の役割を知っていますか？

多くの人は「胃で食べ物を消化する」と思っていますが、実は胃の消化活動はあまり重要ではありません。胃の重要な役割は、2つあります。1つめは、食べ物を一時的に溜め込むという役割、２つめは強力な胃酸で食べ物の消毒をすることです。胃で一時的に貯蔵された食べ物は、胃酸でこねられ、少しずつ十二指腸に送られていくのです。食べ物を消毒するための胃酸はpH《ペーハー》２くらいの強力な酸性なので、ゲップをしたときになんとなく酸っぱい感じがするのはそのためです。

胃癌の原因は、生活習慣の乱れや喫煙習慣など様々ですが、**胃粘膜を老化させて癌の発生を促す最大の原因は、ピロリ菌**です。

ピロリ菌が胃にいるだけで、なんと、胃癌の危険性が5～10倍上がりますが、薬で除菌できるのでかかりつけ医と相談してみてください。

ピロリ菌は胃の粘膜にすみ着いている螺旋状の微生物です。

この菌がどのようにして私たちの体に入り込むのかは詳しくわかっていませんが、口から感染することは間違いないようです。

子どもは胃の中の酸性度が低いので、ピロリ菌が生き延びやすい環境にあります。

ですから、ピロリ菌感染者の親から口移しで子どもに食べ物を与えたりする行為はやめましょう。

ピロリ菌の除菌は、飲み薬で行います。

胃酸の分泌を抑える「プロトンポンプ阻害薬」、抗菌薬の「クラリスロマイシン」と「アモキシシリン」です。この3種類の薬を一日2回、7日間続けて服用します。そして4週間以降に除菌に成功したかどうかを検査し、除菌できていなかった場合には追加で内服をします。最初の治療での成功率は7～8割程度です。

ピロリ菌の他にも、アルコールや唐辛子などの刺激物も胃粘膜を老化させるので、胃の調子が悪い人は、刺激物を控えたほうがいいでしょう。

《食道癌になる人、ならない人》

「少しお酒が弱い人」が食道癌になりやすい

中村勘三郎さん、やしきたかじんさん、桑田佳祐さんなどが患った食道癌。食道癌は男性に多く、年間約1万人が亡くなる病気です。肺癌や大腸癌や胃癌に比べると少ないのですが、注意をしなければならない癌のひとつです。

食道癌の症状として、「飲み込みにくくなる」「飲み込むときにしみる」「咳が出る」などがありますが、このような症状が出現したときには手遅れのことが多いのです。早期の食道癌では、自覚症状が出ないことがほとんどなので、発見がしにくい意地悪な癌のひとつと言えます。そんな食道癌を見つけるにはどうしたらよいでしょうか？

それには、内視鏡検査が極めて有効です。胃内視鏡検査を受けると食道癌を早期発見できます。ただし、**食道癌は正常の食道と見分けがつきづらいこともあるので、検査を受ける際には、なるべく最新鋭の内視鏡を使用している施設を選びましょう。**

食道癌の原因としては、喫煙と飲酒の影響が認められています。喫煙している人は、まず禁煙をすることが重要です。

飲酒で食道癌になりやすい人、なりにくい人に関しては、遺伝子検査でわかります。

アルコールは、人体に入るとアセトアルデヒドという有害物質に変換されます。アセトアルデヒドは、アルデヒドデヒドロゲナーゼ２（ＡＬＤＨ２）という酵素を使って、人体に無毒な酢酸に変換されます。

人間は、このＡＬＤＨ２の酵素の力が強い人（１／１型）、弱い人（１／２型）、きわめて弱い人（2／2型）のどれかに分けられます。

この中で、最も注意しなければならないのは、どのタイプの人でしょうか？　単純に考えると、酵素の力がもっとも弱い「2／2型」が食道癌になりやすいそうですが、実は違います。日本人に4パーセントいる「2／2型」の人は、いわゆる「下戸《げこ》」でお酒をまったく受けつけません。そもそもお酒を飲まないので食道癌にはなりにくいのです。

注意をしなければならないのは、「1／2型」の弱いタイプの人です。このタイプは、飲酒するとすぐに顔が赤くなって、心臓がドキドキしてきます。しかし、飲み慣れてくると、たくさん飲めるようになるので、つい飲んでしまうのです。

1／2型の人は、連日の飲酒はやめることが重要で、休肝日が必要です。

50歳を超えたら、半年に一度は内視鏡検査を受けることをおすすめします。

背中の痛みは膵臓癌を疑う 原因不明のお腹の痛みや

《症状が乏しい膵臓癌の気づき方》

アップル社を創業したスティーブ・ジョブズや昭和天皇の命を奪った膵臓癌。日本では年間3万人弱の人が膵臓癌で亡くなっており、大腸癌や胃癌とは違って、早期発見をすることが困難な癌と言われています。

その理由として、膵臓癌の症状は、腹痛、黄疸《おうだん》、食欲不振、腰背部痛、全身倦怠感、体重減少など様々で、この病気に特徴的な症状が乏しいことが挙げられます。

膵臓は、胃の後ろにある幅3cm、長さ15cmくらいの臓器です。膵臓の役割は、2つ。

ひとつは、食べ物の消化を助ける膵液を十二指腸に出すこと、もうひとつは血糖値を調整するインスリンやグルカゴンといったホルモンを出すことです。

インスリンは、私たちの血糖値を下げてくれる唯一のホルモンで、このインスリンの効きが悪くなって血糖値が下がらない病気を糖尿病と言います。

膵臓は、でこぼこしているので、CTや超音波やMRIの画像検査で小さいサイズの癌を見つけるのが困難です。

最近では、ポジトロン断層法（PET）検査を行うこともありますが、特定の画像検査で見つけるというよりも、いくつかの検査を組み合わせて発見することが通常です。

血液検査では、腫瘍マーカー（DEAやCA19－9、Dupan-2など）を測定することが一般的で、画像検査とともに測定すると有効です。

腫瘍マーカーとは、癌細胞から分泌される物質のこと。血液や尿中に見られる腫瘍マーカーをチェックすることで、癌の状態を調べることができます。

膵臓癌以外の癌もチェックすることができますので、家系に癌患者が多い人は、専門の医療機関でチェックしてもらうとよいでしょう。癌の早期発見につながります。

一度の検査にかかる費用は2万円程度です。

膵臓癌は、お酒をたくさん飲む人や喫煙者、糖尿病の人に多いと言われていますが、このような生活をしている人が膵臓癌になりやすいといったはっきりとした根拠に乏しいのが現状です。

ですから、50歳を超えて、原因不明のお腹の痛みや背中の痛みを感じるのであれば、膵臓癌を疑うことが重要です。

《乳癌は遺伝なのか？》

血縁者2人以上患っていたら遺伝性乳癌を疑う

日本では、一年間におよそ5万人の女性が乳癌と診断されています。このすべての人が、遺伝的な乳癌なのかというと、そうではありません。

乳癌の原因はいまだに解明されていませんが、患った年齢や生活習慣から、食生活の欧米化や、妊娠未経験者が増えたことによる女性ホルモン環境の変化などが関係していると言われています。

遺伝的な要因の乳癌は、約5～10パーセントと言われていて、そうした人々は「BRCA1遺伝子」あるいは「BRCA2遺伝子」のどちらかに、遺伝子変異が見られることがわかっています。

遺伝性の乳癌の場合は、将来、遺伝から生じたものではない乳癌が発生する可能性もあるので、乳房を温存できる手術の場合でも、あえて乳房切除を行うことがあります。

血縁者に2人以上乳癌と診断された人がいたり、卵巣癌や卵管癌が見つかった人は、遺伝性乳癌が疑われるので、採血で遺伝子検査をすることは有用です。

乳癌に対しては、女性は40代以上で無料検診がありますので、最寄りの自治体に問い合わせたうえで積極的に受診しましょう。

《認知症は予防できるのか？》

認知症とは何か？　を知ることからはじめる

健康に気をつけて長生きできても、認知症を患うと、予定していた人生の目的を達成するのは難しくなります。

認知症の原因疾患は多種多様です。脳以外の身体疾患が原因で起きる認知症も含めると、１００種を超える原因疾患があります。

しかし、私たちが日常よく見かける認知症の多くは、脳の病気である「アルツハイマー型認知症」と「脳血管性認知症」によるものです。認知症の約90パーセントをこの二大疾患が占めます。

もっとも多いとされるのが、アルツハイマー型認知症です。

これは脳の中にアミロイドβタンパクと呼ばれる異常なタンパク質の塊が溜まることが原因のひとつとされています。これらがしだいに脳全般に蓄積することで、健常な神経細胞を脱落させて、通常の老化以上に脳の働きを低下させ、脳萎縮を進行させると考えられています。なぜ、アミロイドβタンパクが溜まり出すかはよくわかっていません。

脳血管性認知症の原因は、脳梗塞や脳出血などの脳の血管障害です。

脳梗塞は脳の血管が血栓によってふさがれてしまい血流がとだえてしまう疾患で、脳出血は脳の血管が破れて出血します。このような障害で脳への血流量が少なくなると脳はダメージを受けます。脳がダメージを受けた部位によって、脳血管性認知症の症状は微妙に異なりますが、めまい、しびれ、言語障害、麻痺、感情失禁（涙もろくなるなど）、知的能力の低下、判断力の低下などが症状として表れることが多いようです。

認知症と物忘れの違い

私の外来には一日60〜70人、多いときで100人を超える患者さんがいらっしゃいます。最近は老若男女を問わず、「物忘れが気になる」と訴える患者さんが多くなってきました。「テレビで昨日見た俳優さんの名前を思い出せない。物忘れが多く不安」「大事なものをどこにしまったか忘れてしまう。若年性の認知症ではないか」「漢字が書けないことが多い。自分はボケてしまったのでは……」などなど。

ご安心ください。このような症状はすべてよくある「物忘れ」であり、認知症とはまったく別のものとして区別されます。よくある物忘れは、年齢を重ねていくとどうしても出現してくるもの。現代は情報量が非常に多く、その上記憶機能をもった機械の多い便利な世の中なので、脳機能を使わなくなったことによる物忘れも増えているようです。ひと昔前なら自分の家の電話番号は誰もが覚えていたと思いますが、最近は自分の携帯電話の番号を覚えていない人が増えているのも、その一例です。

それでは、「認知症」と「物忘れ」の違いはどこにあるのでしょうか？　認知症特有の症状は、次のようなものです。

認知症特有のおもな症状

出来事の全部を忘れる……朝食の内容だけでなく、朝食を食べたという事実自体を忘れる。これはただの物忘れでは起こらない。

記憶障害だけでなく、判断力が低下する……ごく基本的な情報を忘れて、正しい判断ができなくなる。「味付けを甘くしたいから、塩を入れなければ」といった調味料の基本的な役割がわからなくなるなど。料理のつくり方の手順や詳細を忘れるだけなら、ただの物忘れ。

物忘れをしたという自覚がない……大きな物忘れをしても、自分が物忘れをしたという自覚がない。

物をなくしたときに、思わぬ発想をするようになる……物をしまった場所を忘れたり、どこかに置き忘れたりするのは正常の範囲。認知症の場合は、物が見つからないときになくしたと考えたり捜したりせず、誰かが家にやってきて盗んだと強く思い込むなど、被害妄想をはじめとする思いもよらない発想をすることが増える。

季節の感覚がなくなる……日付や曜日を1〜2日くらい間違うのは正常。認知症の場合、まったく違う季節と間違えることがある。夏なのに、冬物を着ようとするなど。

つくり話をする……現実的にはありえない言い訳をしてでも、自分の判断が正しいとその場を取り繕おうとすることが増える。

家族の認知症を早期発見するために

もし、あなたが「自分は認知症ではないか?」と気になって、このページをご覧になっているとしたら、まず認知症の心配はないのでご安心ください。

認知症になるとあらゆる自覚症状が乏しくなるため、本を読んで調べたり、インターネットを検索したり、その中から適切な情報を選択したりするという高度な行動をとることは、まずできません。

もし家族や友人に気になる症状があり、前に挙げた症状が当てはまると思った場合は、その人を専門医に受診させてください。実際、外来診察でも、自分で「物忘れが気になる」という症状を訴える患者さんは、大丈夫なケースがほとんど。「人から物忘れをよく指摘される」という患者さんのほうが、認知症と診断されることが圧倒的に多いのです。

認知症の場合は、自分のことであっても、他人からの指摘のほうが参考になることがあります。家族や身近な人の認知症を早期発見するためにも、正しい知識をもっておきましょう。

「認知症」を予防する6つの生活習慣

現在、こうすれば認知症にならないという方法はありませんが、生活習慣（食事や運動など）を意識した日常を心がけることで、認知機能を良好に保つことができることがわかってきました。

1、積極的に魚を食べよう！

年齢を重ねると、徐々に脳細胞が減って脳が萎縮しますが、サバやサンマやイワシに多く含まれているＥＰＡとＤＨＡを多く摂取すると、萎縮が防げる可能性があります。

アメリカ・サウスダコタ大学のジェームズ・ポッタラ（James V. Pottala）博士らの研究チームでは、１１１１人の閉経後の女性の８年後に脳の大きさにどのような違いがあるかを調査しました。その結果、血液中のオメガ３系脂肪酸であるＥＰＡとＤ

ＨＡの濃度が高かった女性は、低かった女性に比べ、脳の容量が大きく、とくに記憶の中枢である海馬が大きかったそうです。

大きさが保たれているから認知症にならないとは言い切れませんが、体にいい脂肪の代名詞であるＥＰＡやＤＨＡを積極的に摂ると、将来の認知症予防につながる可能性があるので、今のうちから魚を中心とした食生活に切り替えましょう。

２、積極的に禁煙しよう！

タバコと認知症の発病には大きく関係性があり、脳のＭＲＩを見てみると、やはり喫煙者には隠れ脳梗塞が多い印象を受けます。また、受動喫煙も認知症の発症率を上昇させますので、他人のためにも、喫煙は見直したい習慣です。

今までタバコを吸っていたとしても、生活習慣を健康的に変えることで、認知機能の低下を防げますから、すぐに禁煙しましょう。

3、コーヒー・緑茶で認知症を予防する！

フィンランド・クオピオ大学およびスウェーデン・カロリンスカ研究所教授のミーア・キヴィペルト（Miia Kivipelto）氏による20年以上の聞き取り調査によると、コーヒーを一日3～5杯飲む中高年は、高齢になったときに認知症やアルツハイマー病を発症するリスクが60～65パーセント低いという結果を公表しました。なぜコーヒーが有効なのかは不明ですが、カフェインやニコチン酸の原料であるトリゴネンが多く含まれているからだと推測されています。ただし、コーヒーの飲みすぎは、胃潰瘍などの原因になりますから、なにごとも程々が大切です。

また、緑茶に含まれるエピガロカテキンガレートを、人工的なアルツハイマー病マウスに投与したところ、アルツハイマー病の原因とされるアミロイドβタンパクの生成を抑制することがわかりました。このことから、積極的に緑茶を飲むことは認知症の予防につながると言えます。

4、お酒を飲むなら、フラボノイドを含む赤ワインを！

飲酒と認知機能の低下の因果関係には諸説ありますが、ほとんどの研究結果は、ビールで350ml、ワインで150mlほどの量であれば、飲酒は認知症を遅らせる効果があるかもしれないと結論づけています。

とくにフラボノイドを多く含む赤ワインを多く摂取している人は、認知機能が高いことが知られています。タバコと比べ、飲酒を肯定する研究結果が多いのですが、決して大量飲酒をすすめているわけではありませんから、飲みすぎには注意が必要です。

5、耳が遠くなったら、補聴器を使おう！

患者さんを診ていると、高齢の人でも耳がしっかり聞こえている人は、認知症の割合が低いように見受けられます。高齢になると、老眼鏡はしても、補聴器を嫌う人が多いのですが、人の話がよく聞こえないことで自分の殻に閉じこもり、コミュニケーションを放棄することで、認知症に拍車がかかることがあるようです。耳が遠くなってきたなと感じたら、積極的に補聴器の使用を開始しましょう。

6、仲間を増やせば認知症になりにくい

意外かもしれませんが、バリバリ仕事をしてきた人ほど、認知症になりやすいという一面があります。

私たちの国・日本は、戦後、高度経済成長期を経て、とてつもなく物質的に豊かな国になりました。私たちの父、祖父、曾祖父の世代が勤勉さを発揮して死に物狂いで働いてくれたおかげだと思っています。この日本の戦後を必死になって立て直してくれたことに対しては、我々世代、そして、その下の世代は感謝しなければなりません。彼らは自己犠牲の精神のもと経済成長を支えてくれました。一日で8時間労働、残業は当然するでしょうから、12時間以上も会社で仕事をしていたこともあるでしょう。

しかし、仕事を引退したとたん、会社にいた時間が余ってしまう。家にいてもすることがない。妻は妻で、夫が働いていたその時間で友達をつくっているので、昼は夫が一人ぼっち。私の場合も、たまにお盆やお正月に実家に帰ると、母親に「お父さん

を連れて、どこかへ出かけてくれ」と懇願されます。

興味深いデータがあります。妻が夫より先に亡くなると、夫は後追いで亡くなることが多いのですが、逆に夫が妻より先に亡くなると、妻はなんと長生きするというのです。これは、男性がいかに女性に依存しているかということであり、いかに女性にとって男性はストレスになっているかということなのでしょう。話は少しずれましたが、仕事ばかりに打ち込んでしまうと、引退してからの人生が一人ぼっちになってしまう可能性があり、その結果、脳の力が低下して、認知症になりやすいということになります。

そうならないためにはどうしたらいいでしょうか。それには「コミュニケーション」が重要です。人とコミュニケーションを取り、相手に認められたり、喜んでもらったりすると、とても嬉しいものです。このとき、脳では「ミラーニューロン」が活動します。このミラーニューロンは、相手に対する思いやりや心づかいを醸成し、さらにコミュニケーション能力を向上させてくれるものです。

ミラーニューロンを活性化することが、脳を鍛え、認知症を予防することにつながります。

ですから、忙しい人ほど、今のうちから仕事以外に趣味をもったり、友人との旧交を温めるなどして、いろいろな人たちとのコミュニケーションを積極的に取るようにしましょう。

おわりに
ただ長生きするのでは、十分ではない

さて、ここまでくれば、あなたは、若々しい体と元気な頭脳をもったまま、長生きできる「基本」を手にしたことになります。

人生を思う存分味わうための貴重な時間を手に入れたと言ってもいいでしょう。

そんなあなたに、最後にお伝えしたいのが、１９９５年にアメリカ・コーネル大学の心理学者トマス・ギロヴィッチ博士らが発表した、ある研究のことです。

博士は研究の対象者たちに、自分の人生を振り返ったときに後悔したことは何かを答えてもらいました。その結果、「学校で真面目に勉強しなかった」「大事なチャンスをモノにしなかった」「友人や家族を大事にしなかった」などという、「やらなかったことに対する後悔」が75パーセントを占めたそうです。

残りの25パーセントはやったことに対する後悔でしたが、挑戦をしてからの失敗には学びがあります。一方、挑戦をしなかった場合、学びがありませんし、「もしチャレンジしていたらうまくいっていたかもしれないのに……」といつまでもあきらめることができません。

アメリカの詩人であるジョン・グリーンリーフ・ホイッティアーが、こんな詩を残しています。

「すべての悲しい言葉の中で、最も悲しいのは、『あのときああしていたら……』という言葉」

さて、私たちが新たなことにチャレンジしなかった理由はなんでしょうか。

「新しいことに挑戦して、失敗したくない。傷つきたくない」

「やらなければ、失敗することはない」

こうした思考は、自分を守る、最良の方法のように思えます。

けれど、失敗のリスクを避けるのではなく成功する可能性にかけてみましょう。私たち人間は思っている以上に大きなことを成し遂げる力をもっているのです。「もう年だから」という言葉に甘んじてはいけません。心の中にある恐怖感、不安感と向き合うこと。自分自身を心から信じること。この前向きな感情こそが、ハッピーで彩りのある人生には必須の心構えなのです。

ただ長生きするのでは、きっと十分ではありません。

たった一度の人生を心から堪能《たんのう》するために、リスクを恐れず、興味あることに日々チャレンジしていきましょう。

あなたが人生を楽しみ続けてくれることを、医師として心から願っています。

私の脳神経外科医としての思いを単行本として形にできたのは、ご指導いただいた四谷メディカルクリニックの風本真吾先生、読みやすくわかりやすく編集をしてくださった講談社の依田則子さん、綿密な取材をしていただいた杉本尚子さんのお陰です。そして協力していただいたすべての皆様へ、心から感謝の気持ちと御礼を申し上げたく、謝辞にかえさせていただきます。

２０１５年３月　菅原道仁

菅原道仁（すがわら・みちひと）

1970年生まれ。菅原脳神経外科クリニック院長。現役脳神経外科医。杏林大学医学部卒業後、国立国際医療センター入局。クモ膜下出血や脳梗塞といった緊急の脳疾患を専門とし、2000年、救急から在宅まで一貫した医療を提供できる医療システムの構築を目指し、脳神経外科専門の北原脳神経外科病院に身を投じる。2007年副院長に就任。毎月1500人以上の診察から「人生目標から考える医療」の診療スタイルを確立し、患者さんが笑って過ごせる毎日をおくるための診察、治療を実施し、体のことだけではなく、心までをサポートする治療を施す。2015年6月、だれもが安心して人生を楽しむために、そして人生目標を達成するための医療機関、菅原脳神経外科クリニックを開院。

www.sugawaraclinic.jp

死《し》ぬまで健康《けんこう》でいられる5つの習慣《しゅうかん》

2015年4月20日　第1刷発行

著　者　菅《すが》原《わら》道《みち》仁《ひと》

装丁デザイン　水戸部 功
本文デザイン　斎藤 充（クロロス）
イラスト　石川ともこ
撮影　大坪尚人
ヘアメイク　三輪昌子
協力　杉本尚子　七江亜紀
編集　依田則子

衣装協力　株式会社クラシコ　http://www.clasic.jp/

発行者　鈴木 哲

発行所　株式会社講談社
〒112-8001 東京都文京区音羽2-12-21
電話　出版部 03-5395-3522
販売部 03-5395-3622
業務部 03-5395-3615

印刷所　慶昌堂印刷株式会社
製本所　株式会社国宝社

ISBN978-4-06-219513-3
N.D.C.498　253p　18cm